青森短命県
脱出計画

青森短命県脱出計画

はじめに	7

第一章 青森短命県脱出計画 —— 11

長命になる勇気‥‥‥‥‥‥‥‥‥‥‥‥‥‥‥‥‥ 12

　●短命県脱出の必要性‥‥‥‥‥‥‥‥‥‥‥‥ 12

　●不健康の自由‥‥‥‥‥‥‥‥‥‥‥‥‥‥‥ 13

　●短命県脱出の素質‥‥‥‥‥‥‥‥‥‥‥‥‥ 15

平均寿命‥‥‥‥‥‥‥‥‥‥‥‥‥‥‥‥‥‥‥ 17

　●日本の平均寿命‥‥‥‥‥‥‥‥‥‥‥‥‥‥ 17

　●青森県の平均寿命と健康寿命‥‥‥‥‥‥‥‥ 19

　●年齢階級別死亡率偏差値‥‥‥‥‥‥‥‥‥‥ 22

死因‥‥‥‥‥‥‥‥‥‥‥‥‥‥‥‥‥‥‥‥‥ 24

　●死因の決め方‥‥‥‥‥‥‥‥‥‥‥‥‥‥‥ 24

　●青森県の死因‥‥‥‥‥‥‥‥‥‥‥‥‥‥‥ 28

がん‥‥‥‥‥‥‥‥‥‥‥‥‥‥‥‥‥‥‥‥‥ 32

　●がんの内訳‥‥‥‥‥‥‥‥‥‥‥‥‥‥‥‥ 32

　●青森県のがん死亡率が高い理由は？‥‥‥‥‥ 35

　●「がん」の定義‥‥‥‥‥‥‥‥‥‥‥‥‥‥ 39

まとめ‥‥‥‥‥‥‥‥‥‥‥‥‥‥‥‥‥‥‥‥ 41

第二章 病気 —— 43

病気の概念‥‥‥‥‥‥‥‥‥‥‥‥‥‥‥‥‥‥ 44

慢性期疾患の原因‥‥‥‥‥‥‥‥‥‥‥‥‥‥‥ 47

遺伝的要因·· 48

環境要因·· 49

●自然環境·· 49

●食べ物·· 50

●ストレス·· 62

●喫煙·· 63

医原性要因·· 68

まとめ·· 69

第三章 医原性要因 ———————— 73

治療·· 74

●病院は病気を治してはいない···················· 74

●病気を治すのは自分自身·························· 75

医原性要因とは·· 76

健康診断·· 77

●現況の一般健診の効果·························· 79

●高血圧·· 82

●健診の新たな基準·································· 87

がん治療·· 89

まとめ·· 93

第四章 酸化ストレス ———————— 97

炎症・酸化ストレス······································ 98

糖質により酸化ストレスが生じる仕組み··········· 100

●タンパク質の糖化······························· 102

- ●ポリオール代謝系亢進··········· 105
- ●グルコーススパイク ············· 108
- ●脂肪合成促進 ··············· 108
- ●ヘキソサミン経路（グルコサミン経路）········ 110
- ●酸化的リン酸化 ············· 110

がんとは ··················· 111

まとめ ···················· 118

第五章　糖質制限 ——————— 121

糖質制限とは ················· 122

糖質の定義 ·················· 122
- ●炭水化物とは ··············· 123
- ●糖質とは ················· 124
- ●糖類とは ················· 125
- ●多糖類とは ··············· 126
- ●糖アルコールとは ············ 126
- ●合成甘味料とは ············· 127
- ●食物繊維とは ··············· 128
- ●ケトン体 ················· 129

糖質ゼロ ··················· 131

糖質制限は食費が高くなる？ ········· 132

必須栄養素の矛盾点 ············· 136
- ●普段単一栄養素では摂取していない ····· 137
- ●必要栄養素量の根拠がよくわからない ····· 138

- ●糖質制限においては当てにできない…………138

三大栄養素必要量…………139
- ●炭水化物…………139
- ●脂質…………144
- ●タンパク質…………147
- ●カロリー…………153

何を食べないか…………155
- ●海外の肉は食べない…………156
- ●穀物飼育牛は食べない…………156
- ●加工食品を食べない…………157
- ●サラダ油を使わない…………159
- ●トランス脂肪酸を摂らない…………160

まとめ…………161

第六章 医療　165

医師…………166
- ●医師の仕事はコーチング…………166
- ●医師の機能不全…………167
- ●今後の医療…………174
- ●医師は全ての病気の元凶は糖質であると再認識すべき…178

代表的な慢性期疾患…………180
- ●動脈硬化…………180
- ●骨粗鬆症…………184
- ●高脂血症…………186
- ●糖尿病…………187

エビデンスについて……………………………………………… 189

- ●エビデンスレベル…………………………………………… 189
- ●糖質制限の良質な RCT は可能か？……………………… 190

糖質制限の分類……………………………………………… 194

- ●糖質過多……………………………………………………… 195
- ●ゆるやかな糖質制限……………………………………… 199
- ●激しい糖質制限…………………………………………… 202
- ●ケトン食…………………………………………………… 203

糖質制限で避けるべき疾患は？………………………… 206

- ●膵炎………………………………………………………… 206
- ●肝硬変……………………………………………………… 207
- ●脂肪酸代謝異常症………………………………………… 209
- ●腎不全……………………………………………………… 209
- ●その他の疾患……………………………………………… 210
- ●治療中の場合……………………………………………… 212

糖質制限は老若男女可能か………………………………… 213

本書のまとめ ─────────────── 223

青森県民がすること……………………………………… 223

- ●食べ物……………………………………………………… 223
- ●喫煙………………………………………………………… 224
- ●医療機関との付き合い方………………………………… 225

行政・医療機関がすること……………………………… 227

- ●糖質制限・ケトン食の推進……………………………… 227
- ●健診の改善………………………………………………… 227

5

おわりに……………………………………………… 230

巻末付録 237

青森県の自然環境………………………………………… 237

●標高……………………………………………… 237

●大気の質………………………………………… 247

●土壌の質………………………………………… 249

青森県と高血圧…………………………………………… 249

はじめに

　都道府県別の完全生命表は、1960年より5年ごとに作成されています。

　青森県の平均寿命は、ほぼ一貫して全国最低値のようです。

　本書の目的は、青森県の短命脱出です。

　多少重複しますが、大まかに第一章は問題提起のデータ（根拠）、第二章〜第四章はワラント（論拠）、第五章・第六章はクレーム（主張）の三部構成になっています。

・第一章　青森短命県脱出計画
　長命になるということは、すなわち健康になることです。
　青森県は健康になる素質があります。
まず、青森県民の死因を分析することにより、短命県の本質を探ります。

・第二章　病気
　病気そのものを克服するために、病気の概念・発

生理由を探り、青森県民の生活習慣を見直します。

・第三章　医原性要因

　医療機関の行う行為が、健康を害することがあります。

　健康診断・がん治療における問題点を分析します。

・第四章　炎症・酸化ストレス

　病気の本体である、炎症・酸化ストレスについて、糖質（グルコース）代謝の観点からまとめます。

　酸化ストレスの処理工場として、がんの存在理由を考察します。

・第五章　糖質制限

　糖質の概念、糖質制限で避けるものを説明します。

　現代栄養学の問題点を挙げ、日常生活における糖質制限、三大栄養素の必要量を再構築します。

・第六章　医療

　短命県を脱出するためには医療機関の協力が必

要です。

　医師本来のあるべき姿について分析します。

　糖質制限のエビデンス、糖質制限の適応・不適応についても紹介します。

　本書の内容を理解し実行すれば、青森県は短命を脱出できます。

　ただし、「2017年現在における効率の良い方法」であるに過ぎませんので、恒久的に本書の内容で健康になれるというわけではありません。

　今後、もっと効率の良い方法が考案されれば、そちらが推奨されるべきです。

　そして幸いなことに、日本中の方々に本書が読まれた場合は、日本全体が健康になるだけで、青森県は相対的に短命のままかもしれません。

　筆者のゴールは全員が健康になることですので、それはそれで喜ばしいことです。

　本書を通じて、健康になる選択肢を持っていただければ幸いです。

田村　亨

第一章　青森短命県脱出計画

■長命になる勇気

●──短命県脱出の必要性──

　青森県が短命であるのは周知の事実です。

　短命から長命になることに何か意味はあるのでしょうか。

　「長命になる」というのは「病気を減らす」とも言い換えられます。

　なぜなら大多数の方が、何かしらの病気が原因で亡くなっているからです。

　平成26年に文部科学省が「健康意識に関する調査」の結果を公表しました[*1]。

　それによると幸福度に最も影響する因子は「健康状態」であって、健康状態について判断する際に最も重視した事項が、「病気がないこと」だそうです。

　つまり、多くの人にとって「病気がない状態」が幸福度に直結します。

　「病気がない状態」とは「長命になる」主要因

ですので、すなわち「長命になる」ことは、青森県民の「幸福度の上昇」につながります。

　青森短命県脱出計画は青森県民の幸福にとって必要なのです。

●──不健康の自由────────────

　内容の濃い人生ならば、短命で良いと考えている方も存在するはずです。

　生きがい、娯楽として不健康を楽しむことがあります。
　例えばジェットコースターに乗っているときは心拍数・血圧が上がり、とても興奮している不健康な状態です。
　なぜ乗るのでしょうか。

　どうやらヒトは平穏な日々では脳が満足せず、絶えず刺激が必要なようです。そのとめどない欲が人類をここまで発展させたとも言えます。
　それゆえに不健康な状態が続き寿命が縮んだとしても、本人がそれで満足していればそれも人生だという考え方も成立します。

ただし、「本人が理解した上で不健康なことをしている」という前提が必要です。

本人の自由意志に基づいた不健康は、他人が口を挟むものではありません。
本当にやめさせたいのであれば法律で規制させるだけです。

我々には健康になる自由も不健康になる自由もあるのです。
したがって本書の目的は健康の強要ではありません。

「健康になる選択肢」を提供するに過ぎません。

問題なのは、健康になる選択肢を知らず、不健康になる選択肢しか持っていない方が存在していることです。
何の気なしに生活していても、病気になる要因が多分に含まれていることは往々にしてあります。
まず自身の生活を見直し、どこが不健康なのかを理解した後に、不健康か健康かを選ぶべきで

す。

それが真の自由であり、本書の目的です。

●───短命県脱出の素質───

我々青森県民は日本で最も短命ですので、これ以上順位は下がりません。

短命県脱出が成功したときに褒められるだけです。

長命ランキング6位の県が5位になってもそれほど注目を浴びませんが、47位の青森県が46位になると、これは大事です。

更に崖っぷちの青森県だから許される戦略というものがあります。

一般的に、行政・医療の行うことができる健康に関する施策は「あたりさわりのない既存の方法」でしかありません。

なぜなら、何か問題が起こっても「既存の方法に従っただけ」と逃げることができるからです。リスク回避は当然の行為です。

健康に関する新しい知見が生まれても、既存と全く違う内容であれば、すぐには反映されませ

ん。行政・医療（主に医学会）では既得権益が大事にされるからです。新しいことは彼らの利益にならないのです。

　たとえ中の人たちが新しいことをしようと考えても、周囲の圧力によって容易に潰されてしまうのです。

　しかし、我々青森県は違います。

　青森県の行政・医療は突拍子もないことをしても許されます。

　なぜなら「崖っぷち青森県」だからです。

　「今まで普通のことをしても効果が薄かったのだから、普通のことをあえてしない」

　そう堂々と公言して良いのです。

　青森県民ひとりひとりも同様です。

　「どうせ青森に住んでいても短命なんだから、何か特別なことをしてやろう」

　そう考えると、既存の方法にとらわれない広い視野で物事を考えることができます。

　一般的にパラダイムシフトを人は受け入れ難いですが、青森県は受け入れる土台ができています。

ただし、安定した現状を離れるためには勇気が必要です。

　県民ひとりひとり、そして行政・医療が短命である現状を離れるために、「長命になる勇気」を持ちましょう。

■平均寿命

●──日本の平均寿命──

　長命になるために、長命の意味を理解する必要があります。

　長命は長寿とも言い換えることができ、日本はよく長寿大国とよばれます。

　「長寿」とはどのような意味なのでしょうか。

　一般的に「長寿である＝平均寿命が長い」と解すことができるため、まずは平均寿命について考えてみます。

　日本の平均寿命は世界でもトップクラスですが、その平均寿命とはどのように決定されているのでしょうか。

　平均寿命とはその年に亡くなった方の平均年齢

であるとよく勘違いされますが、実際はその年に生まれた赤ちゃんの平均余命です。

　平均寿命は生命表として厚生労働省より公表されています。

　厚生労働省が毎年公表している生命表は簡易生命表とよばれ、人口動態統計（概数）と総務省の人口推計による推計人口をもとに作成されています。

　したがって、毎年公表される簡易生命表での平均寿命は飽くまで推定値です。

　一方、総務省の５年に一度行われる国勢調査により作成された生命表は、完全生命表とよばれています。日本人人口（確定数）、人口動態統計（確定数）をもとに作成されており、正確な生命表です。

　都道府県別の完全生命表も、この国勢調査がもとになっているため、５年ごとに公表されています。

　したがって、平均寿命や都道府県別の死亡率は5年に一度しか正確な値がわかりません。

2017年3月に2015年の完全生命表が公表されました[*2]。

それによると平均寿命、すなわち0歳平均余命は男性80.75、女性86.99と過去最高を記録しています。

自分の国ですから、平均寿命が延びることは嬉しいことです。

しかし、我々青森県民は余りしっくりきません。

自分たちが日本で最も平均寿命が短いことを、知っているからです。

●──青森県の平均寿命と健康寿命──

本当に青森県は短命なのでしょうか。

2010年のデータによると、青森県は男性77.28、女性85.34と全国最下位です。

ちなみに、このとき最も長命なのは、長野県の男性80.88、女性87.18です。

男性で3歳、女性で2歳の差があります。

大きく差はないですが、大体の方は何か病気にかかり、不健康な状態を経て最期を迎えます。し

たがって健康期間についても重要なはずです。

その指標が健康寿命とよばれるものです。

厚生労働省は毎年国民生活基礎調査を小規模無作為抽出で行い、所得・世帯などを調査しています。更に３年に一度、健康状態も項目に入れたより大規模で詳細な調査を行っています。

大規模調査の研究報告書によると、健康寿命は３つの項目で評価されているようです[3]。

「日常生活に制限のない期間の平均」
「自分が健康であると自覚している期間の平均」
「日常生活動作が自立している期間の平均」

		日常生活に制限のない期間の平均	自分が健康であると自覚している期間の平均	日常生活動作が自立している期間の平均
青森県男性	期間*	70.29	70.33	76.56
	順位	44	44	47
青森県女性	期間	74.64	74.53	82.07
	順位	19	34	47
長野県男性	期間	71.45	72.44	79.80
	順位	17	2	1
長野県女性	期間	74.73	74.81	84.32
	順位	17	23	1

＊単位：年

健康寿命の定義は明確ではありませんが、この３項目の中では「日常生活動作が自立している期間の平均」とされることが多いようです。

　人は誰しも年を追うと若い頃とは違い、日常生活に制限が出てきます。それでも制限された範囲内で自立して生活できることに、人は生きている実感を見いだすことができます。

　青森県は男性76.56、女性82.07で男女とも全国で最低値です。
　ちなみに最も健康寿命が長いのは男性79.80、女性84.32とこれまた長野県です。

　平均寿命と健康寿命を合わせると、青森県は長野県に比べて男性6.84年、女性4.09年少ないことがわかります。
　つまり、青森県民は長野県民に比べて、元気な人生が男性で７年、女性で４年少ないということになります。

　７年は長いような気がします。

青森県は確かに短命であり、更に健康寿命も短い県であることがわかりました。

●───年齢階級別死亡率偏差値───

　青森県全体の平均寿命が短いことはわかりましたが、どこかの年代が突出して死亡率が高いかもしれません。厚生労働省による2010年の都道府県別年齢階級別死亡率をもとに、年齢階級別死亡

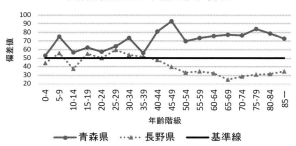

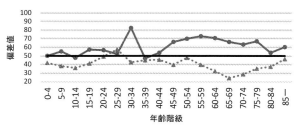

率偏差値をだしてみます[*4]。国勢調査と各市町村からの死亡届出書をもとに作成されていますので、正確なデータです。

　青森県の男性は長野県の男性に比べて、全ての年齢階級で死亡率が高いことがわかります。
　つまり、生まれたときから既に格差があるわけです。

　最も高い偏差値は45〜49歳で92.6もあり、全国で最も死亡率が高いエリート中のエリートです。
　偏差値92というのはどの程度のものでしょうか。平均点が20点（標準偏差を10点とする）の試験で一人だけ100点を取ると、偏差値が90以上となります。
　45〜49歳の主な死因は悪性新生物・虚血性心疾患・自殺です。

　青森県の女性も全体的に偏差値が高いですが、30〜34歳が突出しています。
　30〜34歳の主な死因は悪性新生物・自殺です。

　青森県は、男女とも一部突出して高い年代はあ

りますが、全体的に死亡率が高いようです。

■死因

●──死因の決め方──────────

そもそも死因はどうやって決められているのでしょうか。

死因の分類はICD（International Statistical Classification of Diseases and Related Health Problems　疾病及び関連保健問題の国際統計分類[*5]）の分類に準拠しており、大きく分けて22個、細かく分けて100個ほどに分類されています。

最終的な死亡確認は、医師若しくは歯科医師の仕事です。

死亡診断書（若しくは死体検案書）に死因を書くのですが、死因の特定というのは実は困難なことの方が多いです。

最期は全員心臓と呼吸が止まるため、死因は全員「心不全」若しくは「呼吸不全」ですが、飽くまで死因は「原因」であるため、最終的な現症としての心不全や呼吸不全は書かない慣習があります。

したがって、なるべく「原因」となった疾患を死因として挙げたいところですが、「原因」の特定は困難なことが多いです。

　例えば、不整脈の持病があり、肺炎の治療中に亡くなった場合はどうでしょうか。

　死亡診断書には

（ア）直接死因
（イ）（ア）の原因

といった順序だった死因の記載が可能です。
　ここではふたつの問題があります。
　まず、直接死因が肺炎による呼吸停止なのか、不整脈による心停止なのか、判断が難しいことがあります。
　次に、どちらが原因であるか、はっきりしないことがあります。
　肺炎によって不整脈が悪化したのか、不整脈によって免疫力が低下したため肺炎になったのか、それとも関係が無かったのか、判断が難しいです。

つまり
・（ア）肺炎
・（ア）不整脈
・（ア）肺炎、（イ）不整脈
・（ア）不整脈、（イ）肺炎
の四つの組み合わせがあることになります。

　死因の統計にはおそらく「元の原因」が抽出されるため、（イ）があるときは、（イ）を死因とします。
　つまり、死因がふたつ考えられることになります。

　特に高齢者の方は多くの病名を持ち、多くの検査上の異常値を持っています。
　高齢者の方の死因特定が、最も困難なのです。

　医師は最終的に、どうやってその大事な死因を決定しているのでしょうか。
　実は適当です。

　・その日の気分で死因を決める
　・最終的な現症を死因とする

- 一度でもがんの診断があれば、必ずそのがんを死因とする
- 最終的に少しでも発熱や咳があれば肺炎を死因とする
- 90歳以上は老衰を死因とする

　更にがんを例にしてみると、抗がん剤の副作用で亡くなった場合でも、がんを放置して90歳で亡くなった場合でも同じくがんによる死亡とカウントされ得ます。

　人口動態調査では、どういう経緯で亡くなったかまでは不明なのです。

　したがって、死因はそれほど当てにはならないのかもしれません。

　青森県は、がんによる死亡者が多いとよく言われていますが、「青森県の医師は、馬鹿正直に死因にがんと書いている」かもしれません。

　とはいうものの、参考程度にはなるはずですので、少し分析してみましょう。

●───青森県の死因────────────

　先ほど青森県の一部の年代における死因を述べましたが、青森県全体の死因を分析してみます。

　人口動態調査によると、平成22年において青森県では16030人の方が亡くなりました[6]。

　　第一位　　新生物（胃癌、白血病など）：4913人
　　第二位　　循環器系の疾患（心筋梗塞、心不全など）：4864人
　　第三位　　呼吸器系の疾患（肺炎、慢性閉塞性肺疾患など）：2309人
　　第四位　　脳血管疾患（脳出血、脳梗塞など）：1883人
　　第五位　　傷病及び死亡の外因（交通事故、自殺など）：1015人

　大きな括りであるため、疾患別に死因を調べてみます。

　各疾患の死亡数が多いのか少ないのかを把握するためには、他の都道府県との比較が必要です。

　よく用いられるのは年齢調節死亡率です。

　特に青森県は高齢者が多く、人口当たりの死亡

率も高くなります。各年齢層が一定数存在すると仮定して、年齢階級別死亡率を乗じて修正されたのが年齢調節死亡率です。各年齢層の人口は1985年の日本の人口モデルをモデル人口とすることが多いです。

　先ほどの死亡率偏差値もこの年齢調節がなされています。

青森県男性・女性　死因別偏差値

	順位	疾患名	偏差値
青森県男性	1	大腸の悪性新生物	85.0
	2	腎不全	81.5
	3	心疾患	78.2
	4	脳梗塞	75.4
	5	肺炎	75.0
青森県女性	1	胆のう及びその他の胆道の悪性新生物	78.4
	2	膵の悪性新生物	77.3
	3	くも膜下出血	71.1
	4	大腸の悪性新生物	70.0
	5	卵巣の悪性新生物	68.2

　47都道府県中の偏差値で表しています。

　心疾患は心筋梗塞・心不全などを含む大きな括りですが、高い偏差値なため、ランキングに反映させています。インフルエンザは絶対数が少なく対象から外しています。

　男性は腎臓・心臓・脳と満遍なく死亡率が高い

ことがわかります。ちなみに悪性新生物という括りでは偏差値は78.0です。

女性は悪性新生物が上位を占めています。

これまで「悪性新生物」と「がん」のふたつの表現が出てきましたが、悪性新生物とは、いわゆる「がん」と同じものと考えてください。

統計学上、がんのことはしばしば「悪性新生物」と表現されます。

その違いについては後述します。

以降、文章中では悪性新生物を「がん」の表記に統一します。

同様に長野県の死因偏差値をみてみましょう。

長野県男性・女性　死因別偏差値

	順位	疾患名	偏差値
長野県男性	1	前立腺の悪性新生物	67.4
	2	交通事故	63.2
	3	慢性リウマチ性心疾患	61.9
	4	老衰	59.8
	5	脳梗塞	57.4
長野県女性	1	膀胱の悪性新生物	72.2
	2	脳梗塞	68.9
	3	老衰	61.6
	4	くも膜下出血	58.3
	5	喘息	58.3

男性はなぜか、前立腺のがんと慢性リウマチ性心疾患が高いです。慢性リウマチ性心疾患とは、主に膠原病に合併した弁膜症を指します。

　そして驚くべきことに、病気とは関係がないであろう交通事故と老衰がランクインしています。

　女性もなぜか、膀胱のがんのみ有意に偏差値が高いです。

　同様に老衰がランクインしています。

　長野県民は、病気ではなかなか死なないということです。

　以上より
　・青森県の男性は、がんはもとより腎臓・心臓・脳と満遍なく死亡率が高い
　・青森県の女性はがんの死亡率が高い
ということがわかりました。

　青森県が短命県を返上するためには、がんに限らず様々な病気を克服する必要があるようです。

■がん

●───がんの内訳────────────

　青森県の最も多い死因はがんです。

　青森県民のがん死亡率において、どの部位のが
んが多いのか、全国偏差値で比較してみます。

青森県　部位別悪性新生物死亡率偏差値

青森県男性		青森県女性	
疾患名	偏差値	疾患名	偏差値
悪性新生物	78.0	悪性新生物	75.4
結腸	85.0	胆	78.4
胆	74.2	膵	77.3
直腸	73.3	結腸	77.0
肺	72.8	卵巣	68.2
膵	72.2	膀胱	66.7
前立腺	64.7	乳房	58.5
胃	64.2	肺	57.4
悪性リンパ腫	55.8	胃	56.8
食道	53.7	白血病	54.6
肝	50.0	子宮	50.0
膀胱	50.0	直腸	48.3
白血病	42.1	悪性リンパ腫	45.7
		食道	44.1
		肝	42.8

　　直腸：直腸S状結腸移行部及び直腸の悪性新生物
　　肝　：肝及び肝内胆管の悪性新生物
　　胆　：胆のう及びその他の胆道の悪性新生物
　　肺　：気管、気管支及び肺の悪性新生物

男性は白血病以外の全てのがんが平均以上です。

　がんの偏差値は全国一位であり、特に結腸は偏差値85です。

　結腸の偏差値60以上は他に沖縄県の67.9しかありませんので、いかに突出しているのかがわかります。

　そのうち、結腸・胆・肺・膵は全国一位です。

　女性のがんは75.4で、こちらも全国一位です。そのうち胆・膵・結腸・卵巣は全国一位です。

　青森県は部位にかかわらず、全てのがんで死亡率が高いようです。

　長野県のがんをみてみましょう。

長野県　部位別悪性新生物死亡率偏差値

長野県男性		長野県女性	
疾患名	偏差値	疾患名	偏差値
悪性新生物	21.6	悪性新生物	27.4
前立腺	67.4	膀胱	72.2
膵	51.5	直腸	56.9
膀胱	50.0	膵	52.0
胆	44.8	食道	47.1
白血病	43.7	白血病	45.4
直腸	41.9	大腸	44.6
結腸	38.8	乳房	43.7
大腸	38.8	悪性リンパ腫	41.5
胃	38.6	胆	41.0
悪性リンパ腫	34.1	結腸	39.0
食道	33.4	子宮	38.4
肝	32.1	卵巣	37.0
肺	20.4	肝	37.0
		胃	33.3
		肺	28.4

直腸：直腸Ｓ状結腸移行部及び直腸の悪性新生物
肝 ：肝及び肝内胆管の悪性新生物
胆 ：胆のう及びその他の胆道の悪性新生物
肺 ：気管、気管支及び肺の悪性新生物

　青森県民からすると、絶望するくらいの低い偏差値です。

　男性のがんの偏差値は21.6と全国で最も低く、その中でも肺・肝は偏差値が最も低いです。

女性のがんも27.4と全国で２番目に低い偏差値です。

男女とも全体的に偏差値が低く、特に肺が少ないことがわかります。

長野県は「がんで死なない県」であると言えます。

青森県は、あらゆる部位のがん死亡率が高いため、青森県のがん死亡率が高い理由を「安直に死因にがんと明記する」といった人為的なことにするには、無理があるようです。

では、青森県のがん死亡率が高い原因は何でしょうか。

●──青森県のがん死亡率が高い理由は？───

国立がん研究センターの調査によると、青森県は治療前（診断時）の病期（ステージ）が他県より進んでいることが多いようです[*7]。

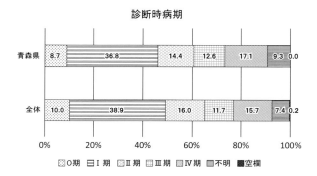

　0期からⅣ期までの分類法は、各がんによって多少違いがありますが、がんが大きくなるにしたがって0期からⅢ期に進み、遠隔転移がある場合はⅣ期となります。

　つまりステージが進むにしたがって、がんが進展しているということになります。

　青森県は0期からⅡ期においては全国平均より割合が低いですが、Ⅲ期以上は全国平均を上回っています。

　青森県民は、健康診断・がん検診を受けないために、がんが進んだ状態で発見されるのでしょうか。

国民生活基礎調査によると、青森県の健康診断・人間ドック・各がん検診の受診率は決して低くはありません[*8]。

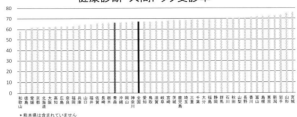

＊熊本県は含まれていません

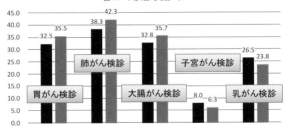

＊過去1年間におけるがん検診受診の有無です。
＊胃がん、肺がん、大腸がんの検診受診率は男女総数に対する割合、子宮がん、乳がんの検診受診率は女性総数に対する割合です。
＊子宮がん検診は子宮頸がん検診を指します。

2010年の調査において、青森県の健康診断・人間ドック受診率は66%でした。全国平均が67%ですので、特段に低いというわけではありません。

更に青森県のがん検診においては、胃がん・肺がん・大腸がんの検診受診率は全国平均以上です。ただし、子宮頸がんと乳がんにおいては全国平均を下回っています。

　しっかり毎年健康診断・がん検診を受けているにもかかわらず、発見時はステージが進んでいるとはどういうわけでしょうか。

・青森県だけ健康診断・がん検診の精度が低い？
　進んだステージであれば、肉眼的または、病理学的に判断は容易であり、青森県だけ特に診断技術が遅れているというのは考えづらいです。また、青森県は全ての種類のがん死亡率が高く、全ての科の診断技術に難があるとも考えづらいです。

・青森県民のがんは進行が速く、一年に一回の検査では間に合わない？
　がん罹患率において、青森県は全国平均447.6（人口10万対年齢調整罹患率）に対して455.2です[*9]。やや罹患率は高いですが、突出して高いわけではありません。最も高いのは秋田県で530.7

です。したがってがんの進行が速いというのは十分にあり得ます。

　進行が速いというのは、腫瘍の拡大速度と悪性度のふたつの意味があります。

　青森県民のがん発見時のステージが進んでいるということは、大きくなりやすい、つまりは拡大速度が速いことを意味しています。そして最終ステージのⅣが多いということは、遠隔転移しやすい、つまりはより悪性度の高い様相を示していることになります。

　青森県民は、様々な病気で亡くなります。

　がんで亡くなる方が一番多いですが、そのがんもほぼ全ての臓器で死亡率が高く、更に進行した状態で見つかっているようです。

　がんに限らず、「病気」そのものになりやすい要因が何かあるはずです。

●──「がん」の定義

　ここで参考までに「がん」について定義をしておきますが、しっかり定まっているわけではありません。

紹介するのは飽くまで一例です。

新生物	がん（悪性腫瘍）	癌	上皮内新生物
			悪性新生物
		肉腫	
		血液細胞のがん	
	その他の新生物（良性腫瘍）		

　がんとは癌・肉腫・血液細胞のがんに分類されます。

　癌は上皮細胞にできたがんであり、更に
　・上皮内新生物：基底膜を超えていない
　・悪性新生物：基底膜を超えている
に分類されます。

　肉腫は結合組織にできたがんです。
　血液細胞のがんは、血液細胞が異常増殖した病態であり、いわゆる白血病です。
　定義上は悪性新生物には、白血病も上皮内のがんも含まれませんが、慣習的に悪性新生物と言えば肉腫以外の全てのがんを含めます。人口動態調査内での血液細胞のがんも悪性新生物に含まれています。
　本書での「がん」は、癌、・肉腫・血液細胞の

がん全てを含んで表記しています。

　ちなみに悪性腫瘍・良性腫瘍という分類があります。

　「腫瘍」とは正常とは異なり、異常に増殖してしまった細胞塊のことを指します。

　その中で悪性腫瘍は周囲に余り良い影響を与えないものとして定義されます。

　上記のがんのうち、癌・肉腫・血液細胞のがんは悪性腫瘍とされています。

　そして青森県の死因で出てきた新生物ですが、これは「がん」と「その他の新生物」の総称です。

　「その他の新生物」とは聞き慣れないですが、いわゆる良性腫瘍であり、悪性腫瘍ほど周囲に悪い影響を与えないものです。

　上皮内新生物は、ほとんど悪性化しないために、良性腫瘍に含まれるという意見もあります。

■まとめ

　青森県は全国で最も短命で、健康寿命も短いで

す。

　がんを主として、ほぼ全ての病気での死亡率が高いです。

　健康診断の受診率が低くないにもかかわらず、がんが進行した状態で見つかっているようです。

　青森県はがんに限らず、「病気」そのものになりやすい要因が何かあるはずです。

第二章 病 気

■病気の概念

　様々な病気で青森県民は亡くなります。

　つまり青森県民を健康にするためには、「病気」
そのものを克服する必要があるようです。

　病気を克服するためには「病気」が何かを知る
必要があります。

　一般的な「病気」とは症状が急に、そして強く
生じた状態を指します。

　例えば心筋梗塞で胸が痛い、くも膜下出血で頭
が痛いなどです。

　このように本人が症状を指摘できる状態を「急
性期疾患」とよびます。

　一方、症状がほとんどない病気があり、それを
「慢性期疾患」とよびます。

　病院で検査をして初めて認識される状態です。

　「病気」は急性期疾患と慢性期疾患に大別する
ことができます。

急性期疾患の主な原因は慢性期疾患です。

　全く異常がなく、急に症状が現れることはありません。

　例えば心筋梗塞の主な原因は動脈の狭窄ですが、その狭窄も突然生じたわけではなく、動脈硬化によって徐々に狭窄が強まった結果として生じます。血栓の塞栓が原因としても、血栓形成が徐々に生じたため動脈を塞ぐまでに成長したのです。

　動脈硬化自体は症状がなく、検査をしなければわからない慢性期疾患です。

　その動脈硬化の原因は持続的な血管へのダメージです。

　よって「病気」にかからないためには、慢性期疾患にかからなければ良いことになります。

病気の概念

45

病気とは図のように、内因性要因、若しくは外因性要因によって生じます。

　外因性要因とは、虫刺されや食中毒などの外因性の化学的刺激、または交通外傷などの物理的刺激です。

　虫に刺されると、局所に発赤・疼痛などが起こり炎症が生じます。

　症状が急激に出現していますので、これは急性期疾患です。

　食中毒の原因は様々ありますが、例えば黄色ブドウ球菌の毒素による食中毒では、毒素が腸管にある迷走神経を通じて嘔吐中枢を刺激します。その結果、激しい嘔吐が生じます。

　もちろんこれも急性期疾患です。

　外傷は、狭義では病気とはなりませんが、例えば創部の感染による敗血症は急性期疾患です。

　外因性要因を避ける方法は外因を遠ざけるだけですので、改善は容易です。

したがって、急性期疾患にならないためには、主に慢性期疾患を予防・治療すれば良いことになります。

■慢性期疾患の原因

　では慢性期疾患の原因は何でしょうか。
　慢性期疾患の原因を排除できれば病気そのものを予防・治療できます。

　青森県民が健康になるには慢性期疾患の原因を排除するしかありません。

　ちなみに相対的に交通事故の死亡率が高い長野県は、外因性要因の排除を目的とするべきです。

　慢性期疾患の原因は大きく分けて遺伝的要因・環境要因・医原性要因があります。

　環境要因と医原性要因は外部からの刺激による内部変化であり、その意味ではもともとは外因性要因と言えますが、わかりやすくするために内因性要因に分別しています。

まず何かしらの遺伝的要因、つまりは生まれつきの「病気になりやすさ」が根底にあり、そこに外的トリガーである環境要因・医原性要因が加わったときに、慢性期疾患が生じます。

　慢性期疾患が改善されない場合、つまりは組織破壊・修復が継続した場合、急性期疾患へと移行します。

　この組織の破壊・修復の過程を広義の炎症とよびます。

　慢性期疾患の正体はこの炎症です。

　前述の虫刺されによる炎症は狭義の炎症であり、発赤・熱感・腫脹・疼痛・機能障害の５徴を指します。

　青森県民は広義の炎症を生じさせやすい何かがあるはずです。

■遺伝的要因

　特定の病気にかかりやすい遺伝子は確かに存在しています。

　したがって、青森県民が「短命遺伝子」を持っ

ている可能性はあります。

　とはいうものの、遺伝的要因は環境要因に比べて影響が少なく、余り問題視されません。
　更にはどういう遺伝子を持っているかではなく、どうやったらその遺伝子を「発現」させずに済むかの方が重要です。

■環境要因

　環境要因には自然環境・食べ物・ストレス・喫煙などがあります。

●──自然環境──────────

　住む地域によって自然環境は大きく変化するため、どこに住むかは非常に重要です。
　放射線の量・紫外線の量・大気の質（排気ガス、工場からの煤煙など）・気温・湿度など様々な因子があります。
　自然環境はそこに住む限り、どうにもならないことです。

　青森県の自然環境は決して良くはなく、炎症を

助長させています。

　自然環境が良くない理由は、主に標高の低さが挙げられますが、説明が煩雑になるため、巻末付録を参照ください。

●——食べ物————————————

> 炭水化物による自律神経障害

　一方、何を食べるかはある程度自由に選べます。

　一日三度食事を摂る場合、「ヒトに適していない食事内容」であるならば、日に三度も病気の素をつくっていることになります。

　この場合の病気の素も炎症です。

　我々の身体形成要素は全て食べ物からできているわけですから、健康を考えるに当たっては「何を食べるか」が最も重要です。

　不適切な食べ物の代表格は炭水化物であり、炎症に発展する自律神経障害や酸化ストレスを生じ

させます。

炎症の主要因である酸化ストレスについては章を改めます。

ここでは炭水化物による自律神経障害を説明します。

現代人は栄養失調により病気にかかりやすくなっています。

我々ヒトはもともと狩猟採集民族であり、お米・小麦といった穀物は本来の食べ物ではありません。

穀物は余り栄養がありませんが、大量に安価に生産できます。

飢餓を防ぎ、人口を増加させる目的では大いにヒトに役立ってくれましたが、健康的とは言えません。

病気の原因は穀物だと断言しても良いくらいの大きな影響力です。

穀物を食べた後、気がつかない方も多いですが、実は心拍数が結構上がっているのです。

ちなみに筆者はお米を食べた後は、心拍数が毎

分120回以上になります。

　ステーキ一枚とお米一膳とを食べ比べて、是非とも心拍数の比較をしていただきたいです。

　穀物、つまりは炭水化物で心拍数が上昇するのは胃が無駄に活発になるからでもありますが、血糖値が上昇したことによる交感神経亢進が主な理由です。

　三大栄養素と言われている脂質・タンパク質・炭水化物のうち血糖を大きく上昇させるのは炭水化物だけです。必要な炭水化物で血糖値が上昇するのは仕方がないと思われるでしょうが、それは違います。

　人類の歴史をみても、炭水化物を多量に摂取するようになったのは最近のことですし、結果としての自律神経の乱れを考えても本来の食べ物とは考え難いです。そして何より炭水化物は酸化ストレスを生みます。

　生理学的に我々は炭水化物を多量に摂取するようにできていません。

　現代人は更に精白された白い穀物を摂取してお

り、より血糖値が上がりやすくなっています。

　自律神経は交感神経と副交感神経に分けられており、互いにバランスをとりながら身体の恒常性を維持しています。

　交感神経は主に活動的な働きを請け負っており、運動が中心の日中に優位です。
　副交感神経は静的な作用を請け負っており、食べ物を消化したり、思考したりと主に夜間に優位になります。
　優位と言っても極端に一方が抑制されているわけではなく、多少優位になっているに過ぎません。

　極端に優位になるのは緊急事態のときだけです。

　例えば、山で捕食者に襲われたときは一目散に逃げなくてはなりません。交感神経が亢進することによって心拍数を上げ、筋細胞に血を送ります。脳も興奮状態となり少しくらいの痛みも感じなくなります。筋細胞の酸素消費に合わせて呼吸

も速くなり、身体全体としてはかなり負荷がかかった状態となります。

筋細胞の糖利用率は上がりますが、それ以上の糖新生亢進により、血糖値は上昇します。

ただし、これはほんの数分のことであり、それほど頻繁になければ健康を害することもないはずです。

一方血糖値が先行して上昇した場合、慌てて「あ、今緊急状態なんだ」と脳が勘違いをして交感神経を優位にさせます。

高血糖状態は危険なため、血糖値が上昇した際はすぐさまインスリンにより血糖値は下げられますが「炭水化物摂取」という強力な血糖上昇因子により、多くのインスリンが放出されます。その結果、血糖値は不必要に下げられてしまいます。

下げられる最中は交感神経も一休みとなりますが、急に下がり過ぎたため、慌てて再度交感神経が優位になり、低血糖を打開しようとします。

この不必要な自律神経のぐらつきは食後2時間

以上も続きます。

　例えば、一日三度お米を食べるとすると、一日三度の自律神経のバランス崩壊を引き起こすことになり、これを何年も続けたらどうなるかと考えただけでも恐ろしいです。

　食後眠くなるのは、血糖値が下がる瞬間に副交感神経が優位になっているためです。
　日頃当たり前と思っていることは、実は炭水化物による自律神経の乱れだった、ということはよくあります。

　青森県民はこの「血糖値が上がりやすい」食事を摂っています。

　身体中の臓器、免疫細胞は自律神経に支配されており、自律神経の不和は直接臓器や免疫細胞に影響を与えるため、想像以上に我々の健康を蝕みます。

　自律神経のバランスがくずれると免疫細胞に悪い影響を与えます。

交感神経が過剰に優位になると、細菌を退治してくれる顆粒球が増え過ぎて常在菌まで殺してしまいます。反対に副交感神経が過剰に優位になると、リンパ球が敏感になり過ぎて自身の細胞まで異物と認識してしまい、自己免疫性疾患を引き起こします[10]。

　最近「腸内フローラ」に関する書籍が多いですが、最も腸内細菌に影響を与えるのはもちろん「何を食べるか」です。

　腸管にある神経叢は、第二の脳とよばれるほど鋭敏であり、身体の恒常性に寄与しています。

　腸管神経叢に影響を与えるのは腸内フローラであり、当然「何を食べたか」です。

　ヒト本来の食べ物ではないものを食べて、腸内フローラが狂うのは当たり前なのです。

青森県民の食べているもの

　何を食べているかの把握は、総務省統計局の家計調査が参考になります。

　家計調査は、一定の統計上の抽出方法に基づき

選定された全国約9000世帯の方々を対象とした、家計の収入・支出、貯蓄・負債などの毎月の調査です。

　全ての都道府県庁所在市を含んでいますが、調査対象となる市町村は168しかなく、全数把握というわけではありません。

　青森県の代表として青森市で全国一位と最下位のものを抜粋します[11]。

全国一位
・さけ、さんま、いかを主とした鮮魚、ホタテ貝を主とした貝類の購入数量
・魚介加工品の購入数量
・カップ麺の支出額・購入数量
・豚肉の購入数量、ソーセージの支出額・購入数量
・もやし、とうふ、りんご、食塩の購入数量
・やきとりの支出額
・コーヒー飲料、果実・野菜ジュース、炭酸飲料水の支出額
・灯油の購入数量

全国最下位
・卵、ぶどう、そうざい材料セット、おにぎり・その他の支出額
・ミネラルウォーターの支出額
・外食での飲酒代、喫茶代、他の麺類外食代の支出額
・映画・演劇等入場料、都市ガス購入数量

　全国一位のうち血糖値を上げやすいのはカップ麺、コーヒー飲料、果実・野菜ジュース、炭酸飲料水、りんごです。

　この統計は一世帯当たりの支出額・購入数量のため、一世帯当たりの人員が多いと高く算出されますが、青森県が特に多いというわけではありません[12]。

　厚生労働省が毎年行っている賃金構造基本統計調査の平成28年報告によると、青森県の所得は下から4番目とかなり低い数値です。

　したがって、なるべく食べ物にお金をかけたくありません。

　更に冬はなるべく外に出たがらず、家で簡単に食事を済ませる傾向にあります。

カップ麺は長期保存が可能で安くておいしいため、青森県で多く消費されています。

　飲料水の支出額が多い理由ははっきりとしませんが、コーヒー飲料、果実・野菜ジュース、炭酸飲料水と全て甘い飲み物であるため、単純に炭水化物中毒なのかもしれません。

　りんごの購入数量が多いですが、統計上の値よりも多くのりんごを摂取している可能性は大いにあります。
　青森県民にとってりんごは「もらいもの」であることが多いためです。

　「一日りんご一個で医者要らず」と言われている通り、りんごは健康に良い、とされていますが実際はどうでしょうか。

　市販されているりんごは人工的に品種改良がされており、野生のりんごとは全く違う代物です。特に、青森のりんごは甘く糖質は多いはずです。ビタミン・ミネラルが豊富のようですが、糖質の多さをカバーできるほど利益があるとは思えませ

ん。穀物中心の食生活で栄養が偏っている方にとっては役立つとは思いますが、偏りのない人にとっては嗜好品でしかありません。炭水化物と糖質の違いについては後述します。

ちなみに「チンパンジーの主食は果物なので、我々はもっと果物を食べるべきだ」という意見がありますが、正しいのでしょうか。

野生のチンパンジーは確かにムサンガ、イチジクといった果物を多く食べていますが、我々の知っているイチジクは品種改良されており、野生のものとは甘さが違います。更に野生のチンパンジーは熟れる前の果物を手当たり次第に食べており、なおさら甘くないはずです。おそらく彼らにとっての果物は水分補給と思われます。

動物園のチンパンジーをみてください。品種改良された果物を多量に与えられており、皆肥えています。それが正常なのでしょうか？

青森県民はこの炭水化物中毒から脱出することが短命県脱出への鍵となるようです。

> 魚介類

　青森県民は全国で最も魚介類の消費が多いです。

　したがって海の汚染、魚介類の汚染があれば、我々青森県民に与える影響は大きいはずです。

　今のところ、青森県民が食べている魚介類が、特に汚染されているという報告はないようですが、魚介類に蓄積されている化学物質は数万種類にも及び、メチル水銀・有機塩素化合物など代表的なものしか調査されていません。

　有害な化学物質は、我々の身体に炎症を生じさせます。

　汚染物質がなるべく濃縮されていない小魚を主に食べた方が無難です。

　切り身より小魚を食べる方が長命であるという報告があります[13]。

　以上より、青森県民は血糖値を上げやすい炭水化物や、汚染物質が凝縮している可能性がある魚

介類を、多量に摂取している可能性があります。

●──ストレス────────

ストレスも大きな要因です。

ストレスは主に、身体的ストレスと精神的ストレスに分けられます。

ストレスは炭水化物同様、自律神経の失調を招きます。

国民生活基礎調査[14]によると、青森県は特に精神的ストレスが多いということはないようです。

ただし、調査対象数が少なく、どの程度信頼性があるか不明です。

また、身体的ストレスでは副交感神経が抑制されますが、身体的ストレスのはっきりとした指標がなく、青森県民の身体的ストレスが多いかどうかは不明です。

ストレスは確かに健康に関係があるようですが、青森県はストレスが多いから病気になりやす

いとは今のところ結論付けられません。

●———喫煙———

　喫煙は炎症を生むため、喫煙率と死亡率の関連性はよく取りざたされています。

　2016年国民生活基礎調査によると、青森県男性の喫煙率は36.5% であり、全国で 2 番目に多く、女性も12.2% で2番目に多いです。

　市販されている紙巻きタバコ（いわゆるタバコ）は偽タバコです[15]。

　そもそもタバコの葉にはタールは含まれていません。
　市販のタバコにタールが含まれているのは、木のチップが混ぜられているからです。

　タバコに含まれているニコチンも天然ではなく、人工ニコチンであることが多いです。そのため不純物が多いです。
　人工ニコチン、あるいは不純物によりアセチルコリン受容体が壊されてしまいます。

アセチルコリン受容体が破壊されれば、ドーパミン分泌不足となり情緒不安定、つまりは自律神経の失調を生みます。ドーパミン欲しさにタバコを欲するため、悪循環です。

巻かれている紙も害があります。速く燃焼させるために燃焼剤が含まれているのです。燃焼剤の発がん性は高いです。

したがって「青森県民は禁煙！」と言いたいところですが、禁煙に代わる第二の提案をします。

それは本物のタバコの葉を使った喫煙です。
本物の葉を使ったものは主に、葉巻があります。

葉巻をすすめる理由を挙げます。

ドーパミン分泌の効率が良い

葉巻に含まれているニコチンは市販のタバコの1000倍にも及びます。したがって、効率よくドーパミンを分泌できます。

ドーパミンは意欲や脳の思考を向上させます。ドーパミン分泌後には拮抗ホルモンであるセロトニンが分泌されますが、セロトニンには精神を安定させる作用があります。

したがって、葉巻は手軽に思考を向上させ、精神を安定させる優秀な嗜好品なのです。

脳依存性が低い

そもそも市販タバコの依存性は人工ニコチン、若しくは不純物によるアセチルコリン受容体破壊が原因です。

アセチルコリン受容体が破壊されると、ドーパミンの分泌不足となり、それが依存性を生みます。

本物のタバコの葉が使われている葉巻は天然のニコチンであるため、アセチルコリン受容体の破壊は少ないです。

葉巻は極めて依存性の低いものです。

タールが含まれていない

タールには発がん性があります。

しかし、そもそも葉にはタールが含まれていないため、必然的に葉巻にはタールが含まれていないことになります。

更に、葉巻は煙を口腔内にとどまらせるため、肺まで到達する煙は市販のタバコに比べて格段に少ないです。

ちなみに、ニコチンの発がん性は今のところ確認されていません。

葉巻は炎症を生じさせない

葉巻で寿命が延びることはもちろん証明されたわけではありません。どちらかと言うと否定的な報告が多いです。

一方で、炎症を起こさないという報告があります[16]。

病気の本体は炎症ですので、葉巻は病気を引き起こさないと言えます。

葉巻以外のタバコは炎症を引き起こすため、それが様々な疾患の原因となっています。

葉巻を吸う機会が限られている

葉巻は味や匂いを楽しむものであるために、基本的に室内で吸います。屋外であれば、匂いが風で飛ばされてしまい、楽しさが半減します。

更にリラックスしたいときや、考え事をするときに利用するために、時間があるときに主に吸うことになります。

葉巻は燃焼速度が遅く、長時間の喫煙に向いています。

葉巻は依存性がないために、「葉巻を吸いたいから吸う」ということがありません。何か明確な理由があって初めて吸うものです。

吸う理由がないならば、何週間でも吸わなくとも平気なのです。

以上より、青森県民は葉巻を吸うべきです。

ただし、葉巻は少し高価なために出費が増えてしまいます。

したがって、シガリロ（小さい葉巻）やパイプ

もおすすめです。

パイプは良い器具を使う必要がありますし、ある程度慣れも必要ですが、非常に安価に喫煙をすることができます。

嗜好品として他には飲酒があります。
アルコールは思考力を低下させるために、非社会的な事案を引き起こすことが多々あります。
更にアルコールの分解には様々な酵素が使われるため、他の必要な栄養素の代謝に影響を与えてしまいます。

青森県民はややアルコールの消費量が多いため、なるべく禁酒をすすめます。
その代り、思考力を上げ、炎症を生じさせない葉巻・パイプを嗜好品としましょう。

■医原性要因

慢性期疾患の最後の要因は医原性要因です。
慢性期疾患は症状がないため、医療機関で診断されることになります。

慢性期疾患は基本的に医療機関で治療するものではありません。

更に「疾患」とは名ばかりの単なる生理的現象の状態もあります。
そのような単なる生理的現象に対して薬を投与するとしたら、薬の副作用ばかりが目立ってしまいます。

副作用の主体は環境要因と同様に炎症です。
つまり、医療によって健康が損なわれることがあるのです。

青森県民にとって大事なことは、第二にこの医原性要因の排除です。

■まとめ

病気の原因は、主に慢性期疾患です。
慢性期疾患を引き起こす要因として、遺伝的要因・環境要因・医原性要因があります。

遺伝的要因がトリガーとなり、環境要因・医原

性要因によって炎症が生じます。

　慢性期疾患の正体は炎症であり、慢性期疾患は急性期疾患へと進行します。

　環境要因には自然環境・食べ物・ストレス・喫煙があります。

　青森県の自然環境は良くはありませんが、青森県に住む限りは、自然環境はどうにもなりません。

　食べ物も良くありません。
　血糖値が上がりやすい食べ物が多く、更に化学物質が濃縮された魚介類をたくさん食べている可能性があります。

　喫煙率も高いです。

　つまり、青森県民は不適切な自然環境・食べ物・喫煙といった環境要因によって、炎症を生じさせやすくしていると言えます。

　よって、青森県民は

・血糖値を上げやすい食べ物を控える

・魚介類を食べるなら小魚

・喫煙するなら葉巻・パイプ

・医原性要因の排除

以上が必要です。

特に、血糖上昇は身体に甚大な影響を与えます。

したがって、健康になるためには、血糖を上げやすい食べ物を控えることが、最も効率的な方法です。

血糖を上げやすい食べ物は炭水化物、すなわち糖質です。

医原性要因は環境要因の次に重要な要因ですので、章を改めます。

第三章 医原性要因

■治療

●──病院は病気を治してはいない──

治療には、対症療法と根治療法があります。

対症療法は姑息療法ともよばれ、一時的な症状軽減が目的です。

根治療法は原因療法ともよばれ、原因となっている病変除去が目的です。

医学的な根治療法とは手術や薬を使った治療を指します。

例えばがんに対して手術、感染症に対しての抗生剤がそうです。

しかし、日本語としての意味合いでは「根治」というのは原因を取り除くことです。

がんになったのには原因があるはずです。その原因を取り除かない限りは、真の根治療法とは言えないはずです。

根治療法と聞いて、原因を取り除くと勘違いしてしまいますが、現代医療の根治療法は、広義の意味での対症療法に過ぎません。

以後、本書での根治療法は、原因除去を目的と

した真の根治療法を指します。

●───病気を治すのは自分自身───

　急性期疾患の原因は慢性期疾患です。

　そして、慢性期疾患の原因は遺伝的要因・環境要因・医原性要因です。

　遺伝的要因は自分自身では変えられませんが、環境要因・医原性要因は自分自身で改善・除去できます。

　したがって、慢性期疾患を予防・治療するのは患者さん自身なのです。

　急性期疾患の根治療法も慢性期疾患に対する治療と同じなため、「病気」の根治療法は全て患者さん自分自身で行うものとなります。

　ただし、急性期疾患の対症療法は医療機関が行うものですので、誤解がないようにお願いします。

　例えば強い痛みがある場合は鎮痛剤が有効です。

痛み自体は必要なことですが、あまりに強いと生活の質が低下してしまいます。

重度の感染症も、抗生剤による対症療法を行わなければ命にかかわります。

このように症状を軽減させたり、救命治療においては、現代医療は目覚ましい進歩を遂げました。

進歩していないのは、慢性期疾患に対する治療です。

■医原性要因とは

医原性要因とは
「病院のせいで病気になること」です。

現在行われている慢性期疾患に対する対症療法は、「症状」に対する治療ではなく、「検査値」に対する「検査値改善」療法に過ぎません。

例えば、生活習慣病は慢性期疾患ですが、症状が全くないため、急性期疾患のような対症療法は

存在していません。

　慢性期疾患に対する根治療法は自分自身です。

　したがって、慢性期疾患に対する医療は全て無駄になります。
　無駄なだけなら良いのですが、大抵の医療行為は副作用があります。
　副作用は組織の破壊・機能不全ですので、炎症を伴います。

　炎症は慢性期疾患の要因です。
　慢性期疾患に対する医療行為は、全て慢性期疾患を助長する医原性要因と捉えてください。

　更に困ったことに病気ではないのにもかかわらず、勝手に病気にされている場合が多々あります。

■健康診断

　医原性要因の代表は健康診断です。
　現況の健康診断（以下健診）は様々な問題があ

り、青森県としては健診を撤廃、若しくは内容の見直しが必要です。

　健診は一次予防であり、まだ起こっていない疾患を予防するのが目的です。
　つまり「今」生じている慢性期疾患を見つけ、「今後」生じる急性期疾患を予防することになります。

　前述の通り、慢性期疾患を予防・治療するのは本人であり、医療機関ではありません。

　健診でよく病名をつけられるものに高血圧・高脂血症があります。
　それに対して、降圧剤やコレステロール降下薬が処方されますが、服薬によって寿命が延びたという確かな証拠はありません。

　つまり、対象が慢性期疾患である健診そのものの必要性が薄いことになります。

　服薬までいかずとも、生活指導をすることがありますが、その指導も今のところ効果は薄いで

す。

慢性期疾患の要因は炎症であり、炎症を抑える指導をしなければならないのですが、現況の指導は逆に炎症を助長する恐れさえあります。

労働安全衛生法によって、事業者の労働者への一般健診が義務づけられていますが、労働者の一般健診受診については義務がありません。

しかし、ほぼ強制的に受けさせられているのが現状です。

したがって、一般健診そのものをなくすのは無理があるため、その内容を調節するのが得策です。

●──現況の一般健診の効果

現況の一般健診は、どの程度効果があるのでしょうか。

現況の健診項目についてのガイドラインが作成されたことがあります。

2004年に「厚生労働科学研究費補助金による特別研究事業総括研究報告書　最新の科学的知見

に基づいた保険事業に係わる調査研究」が公開され、それによるガイドラインも作成されました。

　それによると、現況の健診項目で十分な根拠があったのは

　・血圧の測定
　・飲酒と喫煙に関する問診

以上のふたつのみでした[17]。

　つまり、肝機能やコレステロールなどの採血、胸のエックス線写真などは十分な根拠がなかったことになります。

　死亡率の低下、罹患率の低下などがあった場合に効果ありとしていますが、罹患率の低下というのは健康や寿命延長に直結しているわけではありません。
　つまり、血圧の測定に効果があったというのも、単に血圧が下がっただけの可能性があり、飲酒・喫煙も同様です。

よって現況の健診自体、健康に対して明確な根拠がなかったことになります。

　詳細はガイドラインに明記されていたのですが、現在作成者の意向により公開中止になっています。
　理由は不明です。

　これは、がん検診・人間ドックといった二次予防も同様です。
　二次予防とは、潜んでいる疾患を早期に見つける予防です。
　これとて健康や寿命延長に寄与しているという明確な根拠がないのです。

　二次予防で見つかる疾患も慢性期疾患です。
　慢性期疾患の根治療法は本人ですので、医療機関側がすることはありません。

　もう一度念を押しますが、何か症状があるのは急性期疾患でありそれは医療機関側の仕事です。

　症状がないときの治療は本人、症状が出たら医

療機関。

　青森県民は、これを肝に銘じましょう。

●───高血圧───────────────

　健診で最も多く指摘されるものは、おそらく高血圧でしょう。

　ほとんどの高血圧は、病的に高いわけではありません。

　血圧は必要があって高くなっていることを忘れてはなりません。

　基本的に年を重ねるにしたがって血圧は高くなります。

　血管の壁は長年の血流による刺激によって、動脈硬化が生じます。

　動脈硬化が進んで血管の壁に弾力性がなくなると、いつもの血圧では全身に血を送ることができなくなります。

　したがって、年を重ねると血圧が上がるのは正常な生理的現象です。

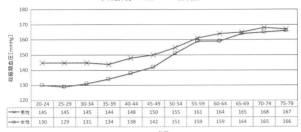

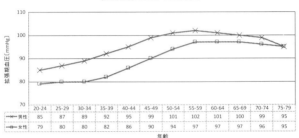

　全国45か所の健診実施機関より集めた約70万人のデータ[*18]によると、収縮期血圧・拡張期血圧、共におおよそ年齢にしたがって上昇しています。

　特に疾患がない95%の方が含まれる最大値を上限値として、グラフで示しています。

例えば60歳以上の方は、血圧の上（収縮期血圧）が160、下（拡張期血圧）が100であっても、おおよそ基準範囲内ということができます。

　これは一般的な正常血圧である130/85未満とかけ離れています。

　このかい離の理由は「基準範囲」と「臨床判断値」の違いによるものです。

　「基準範囲」とは「今」健康な方が95%含まれる範囲であり、「今後」起こりうる疾患予防の概念は含まれません。

　一方「臨床判断値」は、放置していても疾患を生じない限界値のことを指します。「今後」起こりうる疾患を予防するために、概ね基準がやや厳しめに設定されています。

　将来起こりうる疾患の予防は一次予防ですので、一般健診は主に一次予防が目的です。

　したがって、基本的には全ての項目に、臨床判断値が使われています。

　健診において、臨床判断値をもとに異常と判断された場合、何かしらの治療が施されますが、そ

れによる寿命延長は認められていません。

　例えば高血圧の治療は、一般的に塩分制限や降圧剤ですが、それによって寿命が延びたという明確な根拠はないのです。

　これにはふたつ意味があり、ひとつは高血圧そのものが実は高血圧ではなく、正常な生理的現象であったこと、もうひとつが下げ方の問題です。

　臨床判断値は根拠が薄弱なことに加え、年齢による変化に対応できていません。

　例えば血圧170/100の70歳男性を放置するとどうなるかという研究は、行うことが困難だからです。

　そして、一般的な高血圧の生活指導として減塩がありますが、塩そのものの昇圧作用は実ははっきり立証されたわけではありません。

　腎臓は尿をつくる場所ですが、様々な物質の排泄も行っています。ナトリウムイオン（Na^+）の排泄もそのひとつです。ナトリウムイオンは一度尿として排出された後に、その99％が尿細管や集

合管で再吸収されます。

　この排出と再吸収で、血液中のナトリウムイオン濃度を一定に保っています。

　塩の主成分は、塩化ナトリウム (NaCl) です。
　腎臓は塩換算で一日1.5 kg の塩の出し入れを行っています。
　したがって、塩を10g 食べたところで、尿中のナトリウムが少し増えるだけで、腎臓にとっての仕事量はそれほど変わりません。

　続いて降圧剤ですが、降圧剤によって寿命が延びたという明確な根拠もありません[19]。

　日本高血圧学会による2014年のガイドライン[20]では、血圧140/90未満を正常とし、幾分緩くなりました。

　そのような状況においても降圧剤の服用率は増加しており、2015年の時点で27% の方が何らかの降圧剤を服用しています[21]。

　現在、最も多く処方されているのは ARB(アン

ジオテンシンII受容体拮抗薬）です。2000年頃から使い始められた比較的日の浅い降圧剤です。

服用すると本当に長生きできるのかはまだ証明されていなく、既にがん発生率の上昇が示されています。

Ca拮抗薬も同様に、突然死やがん発生率の上昇が示されており、降圧剤全般的に副作用が目立ちます。

血圧に限らず、全ての健診項目は臨床判断値であり、健康や寿命の延長にはっきり効果があるわけではなく、極めて危うい脆弱なものです。

健診を過信してはいけません。

青森県民は降圧剤の内服薬が多く、降圧剤における医原性要因が大きいです。

青森県と降圧剤についての説明も煩雑になるため、巻末付録を参照ください。

●──健診の新たな基準
この危うい臨床判断値にメスを入れたのが日本

人間ドック学会です。

　2014年に日本人間ドック学会は「新たな健診の基本検査の基準範囲　日本人間ドック学会と健保連による150万人のメガスタディー」を公開し、「今」健康な人の基準値を明確にしました。

　「今」健康な人のデータであるため、これは「基準範囲」であり、「臨床判断値」ではありません。
　日本人間ドック学会はこの中で「今後健診機関の共用基準範囲として健診の現場で用いられる事が期待される」と明言しました。

　つまり、今まで各学会が策定した臨床判断値は厳し過ぎるので、もう少し緩い基準範囲にしましょうと提案したわけです。
　当然各学会から反発があり、その後うやむやになりました。

　日本人間ドック学会は追跡調査を施行し、基準範囲が臨床判断値になり得ることを立証する計画でしたが、それも中止となったようです。

しかし、各学会・日本人間ドック学会がどういう基準を打ち出したとしても、どういう基準値を採用するかは各医療機関、そして各医師の自由です。

　労働安全衛生法によって一般健診の項目は定められていますが、その値は明記されていないからです。

　したがって、健診に「基準範囲」を適応させても問題ないはずです。おおよそ年齢別にしておらず、根拠も薄弱な臨床判断値よりも基準範囲の方がよほど科学的です。

　今後青森県は基準範囲を持って健診を行うべきであり、我々青森県民も現況の基準に対して疑問を呈するべきです。

■がん治療

　青森県にかかわらず、病気の中で最も関心が高いのはがんと思われます。

　青森県民は特にがんによる死亡率が高いため、

がん治療について真剣に考えなくてはなりません。

　がんとは、そのほとんどが自分自身で診断ができません。
　医療機関に行き、いろいろな検査をして初めて診断されます。

　したがって、がんにならない（がんと病名がつかない）ためには、医療機関に行かなければ良いのです。
　たとえがんで亡くなったとしても、病理解剖をしなければ、死因をがんと明記されることもありません。

　これで青森県のがん死亡率は下がります。

　もちろん大きな疑問が残ります。
　がんと診断されなくても、がんで早くに亡くなるのであれば、結局は平均寿命が長くならないのではないか？

　しかし、これには「がん治療がうまくいけば」

という前提が要ります。

　医学的に「がん治療がうまくいく」というのは「がんが小さくなること」若しくはそれに付随する「検査値が良くなること」です。
　つまり健康になったとか、寿命が延びたということは含まれていません。

　はっきり言えば、現行のがん治療で寿命が延びたという確かな証拠はないのです。

　その理由は、そのような確かな証拠を出すことが、そもそも困難だからです。
　例えば胃がんのステージそれぞれに
　・完全放置
　・放射線療法
　・化学療法
　・外科的処置
をランダムに振り分けます。外科手術をされなかった人たちにはプラセボ効果（例えば小麦粉を薬だと思って服用しても効果が出る）を考え、偽の手術痕をつけます。偽の放射線、偽の化学療法も同じく行います。

倫理委員会がこの案に許可を出すとは思えません。

　更に、食事療法も選択肢に入れた場合、困難を極めます。
　プラセボ効果を考え、全ての栄養摂取は胃に直接管を使って流し込みます。この場合、唾液を介さないため、正常な生理状態とはかけ離れてしまいます。
　そして、死亡率を調べるためには、この状態を何年も続けなくてはなりません。

　ヒト以外の動物を利用するにしても、代謝の違いにより信憑性は下がります。

　更に、腫瘍が良性か悪性かを判断するのは、病理医の主観であり、確実性が保証されているわけではありません。

　したがって、今後もはっきりとした証拠が出ることはないでしょう。

　しかし考えてみてください。

がんとは基本的に慢性期疾患です。

　がんは塊が大きくなり、周囲に浸潤してようやく症状が現れます。

　慢性期疾患の治療はもちろん本人が行うものです。

　したがって、慢性期疾患であるがんも本人が行うものであって、医療機関側がするものではありません。

　現況のがん治療も確かな証拠がない以上、医原性要因に含まれます。

　がんによる急性期疾患に対しては対症療法が必要です。

　例えば、痛みに対して鎮痛剤を投与したり、食べられない方に点滴を行うことは、場合によっては必要な医療行為です。

■まとめ

　医原性要因は、主に慢性期疾患に対する対症療法です。

対症療法によって炎症を助長させています。

何も症状がない慢性期疾患に対する対症療法は行う必要がありません。
根治療法は患者さん本人が行うものであり、何も症状がない限りは医療機関を頼ってはいけません。

特に健診においては有効だとされる項目がなく、寿命を延ばすことは今のところありません。
更に、慢性期疾患の対症療法に誘導されることがあり、極力受けないことが無難です。
健診を受けるにしても臨床判断値ではなく、基準範囲を用いて、更に炎症を生じさせない生活指導ができる医療機関を選択すべきです。

がん治療においても、何か症状がある急性期疾患であれば医療機関に頼るべきですが、症状がない慢性期疾患の状態であれば、治療は患者さん自身で行います。
なぜなら、がんの対症療法で寿命が延びるという合理的な理論がまだないからです。

医原性要因を極力排除するためには、とにかく症状がなければ医療機関に近づかないことです。

　慢性期疾患を放置しておいて、急性期疾患に移行したらどうするのだと心配でしょうが、慢性期疾患の状態で医療機関を頼っても治ることはありません。
　更には、炎症を助長させる指導（例えば糖質過多・カロリー制限）を受けさせられることもあり、なおさら相談してはいけません。

　医療機関は一部の急性期疾患の予防は行えますが、医原性要因によって他の急性期疾患を生じさせるために、結局総死亡率を低下させる、つまり健康にはさせてくれません。

　もし、今後の急性期疾患が心配であれば、自分自身で生活習慣を見直すか、あるいは健康診断と同様、炎症を助長させない生活指導ができる医療機関に是非とも相談してください。

　これくらいのことをしなければ、我々青森県民には効果がないでしょう。

我々の短命を甘く見てもらっては困ります。

　次章より、慢性期疾患・炎症の本体を探り、そして病気にならない食生活を考察します。

第四章　酸化ストレス

■炎症・酸化ストレス

　慢性期疾患の原因は遺伝的要因・環境要因・医原性要因です。

　それらによって引き起こされる慢性期疾患の本体は炎症です。

　炎症というのは狭義では「発赤・熱感・腫脹・疼痛・機能障害の５徴を伴った生体の防御反応」と定義されます。

　例えば虫に刺されて赤くなることや、風邪をひいてのどが赤く腫れたものを炎症があると言います。

　広義の炎症は「生体への刺激・損傷に対する防御・修復反応」です。

　我々の身体は、どこかに障害が生じたとき、障害を与えるものから防御し、損傷部位を修復しようとします。

　慢性期疾患はじわりじわりと、どこかが障害された結果生じた身体の防御・修復反応ですので、炎症が関係していることになります。

　つまり、慢性期疾患は炎症という結果でしかあ

りません。

　慢性期疾患そのものは正常な身体の反応であり、慢性期疾患そのものは全く悪くありません。
　悪いのはその原因となる炎症です。

　その炎症も結果でしかありません。
　炎症の主な原因は酸化ストレスです。

　そしてその酸化ストレスの主な原因は何でしょうか。
　標高の違いや喫煙によるものもありますが、主な原因は糖質です。

　血糖値を上昇させやすい青森県民は、この酸化ストレスを多く産生させています。

　つまり、最終的な原因は糖質に行き着くわけです。

　急性期疾患の原因は慢性疾患
　慢性期疾患の原因は炎症
　炎症の原因は酸化ストレス

酸化ストレスの原因は糖質

よって全ての病気の原因は糖質

となるわけです。

　もちろん、主な原因というだけで糖質摂取をやめれば全ての病気が治るというわけではありません。
　よしんば酸化ストレスの主な原因が糖質ではなかったとしても、慢性期疾患の原因の中で容易に改善ができて生理学的に最も合理的に説明がつくのは糖質です。

　慢性期疾患の予防・治療において最優先に行うべきなのは糖質制限なのです。

■糖質により酸化ストレスが生じる仕組み

　酸化ストレスとは何でしょうか。
　「自身は還元しており、相手を酸化して障害を与えるもの」であり、生体内の酸化ストレスは主に活性酸素種によって引き起こされます。

代表的な活性酸素種（reactive oxygen species：ROS）は以下の通りです。

　スーパーオキシド：O_2^-
　過酸化水素：H_2O_2
　一酸化窒素：NO
　ヒドロキシラジカル：・OH

　糖質を多く摂取すると血中のグルコース濃度、すなわち血糖値が上昇します。
　なぜ血糖値が上昇すると酸化ストレス、つまりはROSが生じるのでしょうか。

　様々な経路があり、まだ研究段階ですが、代表的な経路を図で示します[22]。

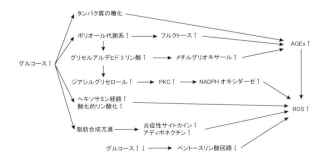

●───タンパク質の糖化───

　糖質、主にグルコースは様々な経路でROSを産生させます。

　グルコースはグルコース自身、若しくはグルコースの代謝過程においてタンパク質と結合（糖化）し、AGEs（advanced glycation endproducts 最終糖化生成物）を生成します。

　糖化により、若しくはAGEsの蓄積により、タンパク質は本来の機能を失い、更にAGEsはROSの産生を助長させ、臓器障害を引き起こします。

　障害に対する生体修復反応は炎症ですので、グルコースはAGEs・ROSを通して炎症、つまりは慢性期疾患を引き起こしていると言えます。

　このタンパク質の糖化、AGEsの蓄積、ROSによる機能障害を包括して糖化ストレスとよびます。

　糖化とは、1912年にフランスの科学者メイラードによって発見された、アミノ酸・タンパク質の

アミノ基と、還元糖であるアルデヒド基による非酵素的な化学反応です。

メイラード反応ともよばれます。

例えば、糖尿病のときに計測する HbA1c は、赤血球のヘモグロビンとグルコースの糖化による生成物です。

還元糖とは、還元されエネルギーを持った糖質のことで、グルコース・フルクトースなどがあります。

ちなみに、グルコースは単独でも相手を酸化させる力を持っており（グルコースの自己酸化）、そのまま ROS 産生に寄与します。

つまり
還元糖のエネルギーを糖化によって処理した
とも言えるため、糖化も結果でしかありません。

メイラード反応後、シッフ塩基・アマドリ転位生成物を経由して、脱水・酸化・縮合・環状化などの反応を経て得られる後期生成物が AGEs です。

糖化されるタンパク質もヘモグロビンだけでなく、アルブミン・ケラチン・グロブリン・コラーゲンなど細胞内の構成成分までに及びます。

　動脈硬化の原因であるシステインのサクシニル化も糖化の一種です。

　AGEs は AGEs 受容体である RAGE（Receptor for AGEs）に結合することにより、炎症性サイトカイン生成を惹起し、組織障害を助長します。

　更に AGEs は一度形成されるとなかなか代謝されず、数年にわたって居続けます。

　たとえ糖尿病が治癒できたとしても、AGEs による「負の遺産」は数年にわたり影響を与えます。

　AGEs は酸化ストレスを生み、その酸化ストレスにより更に AGEs 生成が助長されるというループに陥ります。

　酸化ストレスにより、脂質までもが過酸化状態となり AGEs をつくり得ます。

　タンパク質は、全身の臓器・細胞を構成している主要物質です。

糖化の与える影響は大きく、糖質、すなわちグルコースは炎症の主要因と言えるでしょう。

●──ポリオール代謝系亢進

グルコースが過剰にあると、副経路によって処理を分散させます。

糖化だけでは、エネルギーを分散させられないためです。

アルドース還元酵素（aldose reductase:AR）によってグルコースはソルビトールに変換され、ソルビトールはソルビトール脱水素酵素（sorbitol dehydrogenase:SDH）によってフルクトースに変換されます。

最終的にフルクトースはヘキソキナーゼによってフルクトース-6-リン酸に変換された後に、解糖系で処理されます。この過程をポリオール代謝系とよびます。

グルコースが過剰にあると、ポリオール代謝系によってフルクトース生成が亢進します。

フルクトースは還元糖であり、糖化によるAGEs形成の材料となります。

これからわかることは果物は思ったより安全ではないということです。品種改良された果物はグルコース、そしてフルクトースが多分に含まれており、AGEs の材料となり得ます。

AR による代謝過程では、補酵素である還元型ニコチンアミド (nicotinamide adenine dinucleotide phosphate:NADPH) が消費されます。

NADPH は還元型グルタチオン (reduced glutathione-SH:GSH) 合成の補酵素でもあるため、GSH 合成能は低下します。

GSH は抗酸化物質であるため、GSH 合成能の低下は ROS 増加を促します。

更に SDH による代謝過程では、NAD^+ が消費されます。

NAD^+ は、解糖系におけるグリセルアルデヒド -3- リン酸から1,3- ビスホスホグリセリン酸への変換で必要であり、余ったグリセルアルデヒド -3- リン酸はグリセロール -3- リン酸へと変換されます。

グリセロール -3- リン酸は、ジアシルグリセ

ロールやトリアシルグリセロール（トリグリセリド）に変換され、ジアシルグリセロールはプロテインキザーゼ c（PKC）を活性化させます。更に PKC は NADPH オキシダーゼを活性化させます。

　通常 NADPH オキシダーゼは好中球に含まれ、フリーラジカル産生に使われます。好中球内のフリーラジカルは外敵を攻撃する際に必要なものですが、増え過ぎると当然酸化ストレスを生みます。

　グリセルアルデヒド -3- リン酸が余ると、解糖系における前段階のジヒドロキシアセトンリン酸も増えます。

　ジヒドロキシアセトンリン酸はメチルグリオキサールへと変換され、こちらも AGEs の材料となります。

　簡単にまとめると、

　還元糖のエネルギーを副経路によって処理したとなります。

　つまり、副経路の活性化も結果でしかありません。

107

●───グルコーススパイク

　過度な血糖上昇・血糖降下は、まとめてグルコーススパイクとよばれます。

　血糖値の急激な降下により、ペントースリン酸回路が抑制され、NADPH を介した還元型グルタチオン産生を抑制させます。

　還元型グルタチオンは抗酸化作用があるため、ペントースリン酸回路の抑制は ROS の増加につながります[23]。

　現況の糖尿病の治療において、血糖を下げるために血糖降下薬やインスリンが投与されますが、それではこのグルコーススパイクを助長させるだけです。同時に低血糖を生じる危険性もあります。

　糖尿病の三大合併症である網膜症・腎症・神経障害は ROS によるものであるため、グルコーススパイクの改善を主眼としない現況の糖尿病治療では、合併症を減らすことは困難でしょう。

●───脂肪合成促進

　慢性的な高血糖では脂肪合成が亢進し、その際

NADPH が消費されます。

　NADPH を生成する目的で、ペントースリン酸回路は亢進します。

　更に、インスリン抵抗性により解糖系が抑制され、グルコース代謝の副経路としてのペントースリン酸回路は更に亢進します。

　ペントースリン酸回路の中間代謝物であるリボース -5- リン酸は、キサンチンオキシターゼにより尿酸に変換され、その過程で活性酸素を産生します。

　尿酸は抗酸化物質ですが、多量に存在する場合、逆に酸化ストレスを誘導する因子となる可能性があります。

　つまり、ペントースリン酸回路は、抑制されても亢進しても、ROS を増加させます。

　両方に関与しているのはグルコースです。

　痛風とはプリン体の摂り過ぎと思われていますが、実際は糖質による尿酸生成の増加と炎症によるところが大きいのです。

●──ヘキソサミン経路（グルコサミン経路）──

グルコースの副経路のひとつで、解糖系・ポリオール代謝系内のフルクトース -6- リン酸が、最終的に UDP-GlcNAc に変換される経路です。UDP-GlcNAc の蓄積により、酸化ストレスが発生されると言われています。

●──酸化的リン酸化──

ミトコンドリア内の主要な ATP 産生は、酸化的リン酸化によるものです。

正常反応でもミトコンドリアから ROS は産生されていますが、高血糖状態では ROS 産生が加速します。

単純に機能が亢進するということもありますが、ROS によるミトコンドリア機能不全があり、普段より多くの ROS を産生させてしまうという見解もあります。

高血糖による AGEs・ROS 産生は、単なる高血糖による結果でしかありません。

AGEs は高血糖という極めて危険な状態から我々を守ってくれる大切な防衛機構です。

AGEs の力を借りないためにはグルコース、つまりは糖質を制限するだけです。

　糖質にはいろいろ種類がありますが、そのほとんどが最終的には体内でグルコースに変換されます。

　糖質は種類によって血糖の増減速度に差があり、そしておそらくは AGEs の産生量にも差があるでしょう。しかし、本書では煩雑な説明を避けるために、便宜上糖質制限をグルコース制限とほぼ同義として捉えています。

■がんとは

　がんは国民の死亡原因一位ということもあり、最も関心が高い病気と思われます。
　がんに限らず全ての病気は炎症がもとになっており、その炎症の原因は活性酸素種（ROS）です。

　つまり病気というのは、ROS に対する免疫応答と認識することができます。

呼吸をするだけでROSを生じ、自然放射線でも生じます。

もともと我々の身体には、ROSを処理する抗酸化物質が備わっており、通常その働きによって事足ります。

しかし、ROSが処理能力を上回るほどの増加を遂げた場合、炎症となって現れてきます。

それが病気です。

病気とは、単なるROSに対する生体の正常な反応です。

そのROSの主原因はグルコース、つまりは糖質です。

前述の通り、果物に多く含まれているフルクトースもROSを産生させます。

病気の主原因であるグルコースを何とか無毒化しようと、我々の身体はあの手この手を使います。

グルコースをROSに変換してしまっては、広く影響を与えてしまいます。

かといって、糖化させてタンパク質にその重荷

を背負わせても、各臓器が機能障害を起こしてしまいます。例えば神経細胞なら神経変性疾患を起こしてしまいます。

そこで「がん」というグルコース処理工場のエキスパートを導入しました。

まず、グルコースによって生じた ROS を用いて、細胞をがん化させます。がん化とは、無計画な増殖機能を有することを意味します。

そしてがん細胞は、維持に必要な ATP、そして細胞増殖に必要な DNA をグルコース代謝から得られるように、細胞構造をつくりかえるのです。

がんは ROS・酸化ストレス処理、グルコース処理に必要な「反応」なのです。

つまり、がんは全ての病気から私たちを守ってくれる大切な存在となります。

では、がんの出番をなくすには、どうしたら良いのでしょうか。

他の病気と同様にグルコースを制限すること、つまりは糖質制限です。

がんの検査でPET（Positron Emission Tomography ポジトロン・エミッション・トモグラフィー）があります。

PETはがん細胞における、グルコースの摂り込みを利用した検査です。

フルオロデオキスグルコースF18（Fluorodeoxyglucose F18:18F-FDG）を血中に流し込み、どこに集積しているかを調べます。18F-FDGはグルコースの水酸基のひとつを、フッ素の同位体であるフッ素18（^{18}F）で置換した誘導体です。

がん細胞のグルコース取り込みについては60年以上前に、ドイツの医師であるオットー・ワールブルクによって、「ワールブルク効果」として発表されています。

がん細胞は酸素が豊富にある状態、つまり好気性環境であっても、主に酸素を使わない嫌気性解糖を用いてATPを産生します。

解糖系の材料は、もちろんグルコースです。

　60年以上も前に、グルコースを制限すれば、がんを飢餓状態にできることがわかっていたことになります。

　ATPを効率よく産生させるには、酸素を使ったミトコンドリア内のTCA回路、それに続く酸化的リン酸回路を用いた方がより効率的です。

　もともとミトコンドリア内では、酸化的リン酸回路によって活性酸素がある程度産生されています。

　しかし、がん細胞のミトコンドリアは機能異常があり、酸化的リン酸回路から通常より多くの活性酸素が生み出されます。したがって、がん細胞はミトコンドリアの働きを抑制し、解糖系によってATPを産生し、活性酸素の産生を抑えています。

　もしTCA回路を利用できるとなると、グルコース以外の栄養素もエネルギー源にできることになり、本来の「グルコース処理工場」の意味がなくなってしまいます。

がん細胞は、グルコースの別代謝経路であるペントースリン酸回路を活性化させ、増殖に必要なDNAの材料をつくります。

　解糖系によってグルコースから変換された乳酸は、周囲の環境を酸性化し、がん細胞が増殖しやすい環境をつくります。

　こうして効率よくグルコースを処理し、がん細胞はどんどん大きくなります。

　がん細胞は悪の化身のように扱われますが、実際はグルコースを処理してくれる必要なものです。

　もしがん細胞がなければ、余ったグルコースはどこに行くでしょうか。

　糖化やROSによって、もっと広範囲に障害を与えてしまいます。

　グルコースや酸化ストレスの持つエネルギーは、体内に留めておくことができず、どこかに分散させなくてはなりません。

　がん細胞が生まれることは、物理学的・生理学

的に当然かもしれませんが、ここに生命の神秘を垣間見れます。

がんは単なる免疫反応です。

したがって、がんを治すのはまず糖質を制限することです。

どれほど外科的に取り除いたとしても、放射線や抗がん剤を用いて一時的にがんを縮小させたとしても、原因を取り除かなければ再発のリスクは高いままです。

もちろん糖質制限は、がんの予防にも有効です。

もともと、がん細胞ができる発端はROSによるDNA損傷と免疫細胞の脆弱性によるものです。

ROSの産生を抑えること、つまりはグルコースを制限することが最も根本的な予防となります。

青森県から、がん、そしてあらゆる病気をなくすには、糖質制限が必須です。

糖質制限を前提としないがん治療、あらゆる病

気の治療は非効率的と言わざるを得ません。

青森県民が好んで消費しているカップ麺と炭酸飲料水はグルコースの塊であり、急激に血糖値を上げます。甘い果物、特にりんごもフルクトースが豊富であり、AGEs の材料となりやすいです。

もちろん糖質制限をするかしないかは本人の自由ですが、このような病気の概念・治療の根本を、行政や医療機関は患者さんに情報提供するべきです。

■まとめ

酸化ストレスの原因は主に糖質（グルコース）です。

グルコースは様々な経路から酸化ストレスを生み出しますが、これはグルコースの処理に必要なことです。

グルコースの処理のエキスパートはがんです。がんは効率よくグルコースを処理してくれます。

がんに限らず、ほとんどの病気は酸化ストレスによるものです。

病気とはグルコース・酸化ストレスの処理に必要な反応に過ぎません。

　病気にならないためには「必要な反応」を「不要な反応」にすれば良いだけです。

　糖質制限をすることにより、グルコース・酸化ストレスの処理は不要となります。

　したがって、青森県民は糖質制限が必須と言えます。

第五章　糖質制限

■糖質制限とは

　糖質制限とは、日々の食べ物から糖質を減らす行為です。

　糖質とは、具体的には甘いものや、米・パンといった主食を指しますが、どのような食材に糖質が多く含まれているのかは、良書に譲ります。

　本章では主に、日常生活における糖質制限、糖質制限を基にした必要栄養素について分析します。

　糖質制限の分類・エビデンスについては次章でまとめます。

■糖質の定義

　これまで炭水化物・糖質・グルコースなどいろいろな表現が出てきました。

　それぞれを分類して、まとめてみます。

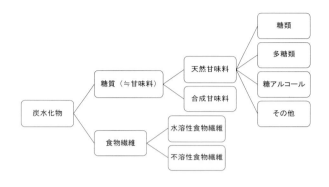

● ──炭水化物とは──────────

「炭水化物」と言っても意味はいろいろあります。

一般的によく使われる炭水化物は「炭水化物の含有率が高い食べ物」を指します。
例えば、お米・パン・麺類など穀物が中心です。

炭水化物は糖質が9割、食物繊維が1割含まれていることが多く、広義の意味では「炭水化物＝糖質」と考えて問題ありません。

狭義の意味では、炭水化物は糖質と食物繊維を統合したものです。この場合は食べ物ではなく

て、純粋に化学物質としての糖質、若しくは食物繊維を指します。

食品の成分表に「糖質ゼロ」の表記があったとしても、食物繊維は含まれている可能性があります。

●──糖質とは

青森県民は「糖質制限」が必要です。

「炭水化物制限」とすると、狭義の意味では食物繊維も制限することになるため、正確には「糖質制限」です。

ただし、慣習的に炭水化物制限は広義の意味で扱われることが多く、「炭水化物制限＝糖質制限」としても問題ありません。

２種類の呼び方がある理由は、糖質制限に該当する英語表記が「LCD:Low-Carbohydrate Diet」であるためです。

「Carbohydrate」とは炭水化物のことですが、LCDは広義の炭水化物を制限する意味で使われます。

これは「糖質」に該当する英単語がないことによりますが、つまりは糖質制限と同等の概念です。

甘味料の定義は曖昧ですが、一般的には「甘く感じるもの」です。
甘く感じない糖質もありますが、糖質と同等の概念と考えてください。

●──糖類とは

糖類は主に単糖類（グルコース、フルクトースなど）、二糖類（マルトース、スクロースなど）に分けられます。

単糖類・二糖類はいろいろな種類がありますが、我々が口にする単糖類・二糖類の多くは、体内で代謝されて最終的にほとんどがグルコースに変化します。

ちなみに「オリゴ糖」とは、いろいろな単糖類がくっついたものであり、定義が曖昧です。糖類と多糖類の中間のような存在であり、単一の化学物質ではありません。

●───多糖類とは

単糖類や二糖類がたくさんくっついたものであり、デンプン・ヒアルロン酸などがあります。

多糖類もいろいろな種類がありますが、我々が口にする多糖類の多くも代謝されて、最終的にはそのほとんどがグルコースへと変化します。

食品成分表に「糖類ゼロ」と明記してあっても、この多糖類が含まれていることがあり、油断はできません。

つまり、制限すべきは「糖類と多糖類」ということになります。

一般的には「糖質」と言えば、この糖類・多糖類を指します。

●───糖アルコールとは

聞き慣れない単語ですが、いわゆる「自然界に存在する甘いものだけれども、血糖値を余り上げないもの」です。

キシリトール・エリスリトールがその代表です。

糖アルコールの多くは腸管で吸収されづらく、代謝もされづらいです。つまりは血糖値を上げづらいとされています。

エリスリトールは小腸で吸収されますが、その多くは代謝されずに尿に排泄されます。

血糖値を上げづらいといえども、糖アルコールがどの程度身体に影響を与えるかは、はっきりわかっていません。

エリスリトールは、その中でも安全性が高いと言われていますので、普段口にするのは、このエリスリトールがおすすめです。

天然に存在する「甘いもの」は天然甘味料と言われ、次の合成甘味料よりは比較的安全とされています。

●──合成甘味料とは

自然界に存在せず、人工的に生成した甘味料です。

人工甘味料とも言われますが、「天然に存在するものを人工的に生成した人工甘味料」もあるた

め、正確には等しくありません。

アスパルテーム・スクラロース・サッカリンなどがあります。

血糖値を上げづらいですが、どの程度身体に影響があるかは、はっきりわかっていません。

できれば同時に制限したいところです。

●──食物繊維とは──────────

食物繊維はヒトが利用できない多糖類のことです。

便秘解消くらいにしか価値がないと思われていますが、一部は腸内細菌によって短鎖脂肪酸に変換され、大腸上皮細胞のエネルギーとなります。

とはいえ、ケトン体も同様に大腸上皮細胞のエネルギーとなり得るため、糖質制限によってケトン体値が高い場合は、必要性は下がります。

したがって、無理に多く摂取する必要がないものとして捉えましょう。

不溶性食物繊維は水に溶けづらく、水溶性食物
繊維は水に溶けやすいです。

　一般的に食物に含まれる食物繊維は、大部分が
不溶性食物繊維です。

　短鎖脂肪酸が生成されるのは水溶性食物繊維と
されていますが、不溶性の中でも短鎖脂肪酸を生
成するものがあり、一概には言えません。

●───ケトン体───

　ケトン体については良書に譲るため、ここでは
簡単な説明に留めておきます。

　糖質制限を行うと、脂肪細胞内の脂肪酸、若し
くは経口摂取した脂肪から得た脂肪酸を主な材料
とし、ケトン体がつくられます。

　ケトン体は主に肝臓でつくられます。

　ケトン体はアセト酢酸・β-ヒドロキシ酪酸・
アセトンの三種類です。

　エネルギーとして使われるのはアセト酢酸・β
-ヒドロキシ酪酸であり、アセトンは主に呼気に
よって体外に排出されます。

脂肪酸そのものもエネルギー源となりますが、ケトン体の方が血液に溶けやすいために、肝臓でたくさんつくられて、全身のエネルギー源となります。

　骨格筋や心筋は、基本的にはこの脂肪酸・ケトン体が主なエネルギー源です。高強度な運動を行う際だけ、グルコースが優先的に使われます。

　脳もケトン体値が高い状態であれば、優先的にケトン体をエネルギー源として利用します。

　脂肪酸・ケトン体が、ヒト本来のエネルギー源であることを、よく理解しておいてください。

　糖質を多量に摂取した場合は、ケトン体生成は抑制されてしまいます。
　したがって、本来の脂肪酸・ケトン体をエネルギー源とする身体構造にするためには、糖質制限が基本です。

■糖質ゼロ

　商品の宣伝文句に「糖質ゼロ」、「低糖質」などいろいろな表記があり、非常にややこしいです。

　「栄養表示基準に基づく栄養成分表示」によってある程度は表記基準が設けられています。

- ・糖類が食品100g 当たり0.5g 未満、若しくは飲用食品100ml 当たり0.5g 未満で「無、ゼロ、ノン、レス」の表記が可能で、「糖類0」としても良い。
- ・糖類が食品100g 当たり5g 未満、若しくは飲用食品100 ml 当たり2.5g 未満で「低、ひかえめ、小、ライト、ダイエット、オフ」と表記可能。

　したがって500ml の飲料水で「糖類0」と表記してあっても、2g の糖類が含まれていることもあります。

　ここで問題なのは、糖類のみの基準であるため、糖質や炭水化物の表記基準ではないというこ

とです。

したがって「低糖質」や「低炭水化物」と表記してあっても、成分表の確認が必要です。

そして糖類ゼロであっても多糖類（例えばデンプン）が含まれていることもあり、糖類ゼロを鵜呑みにしてはいけません。

現在、それぞれのメーカーが工夫しており、例えば「エリスリトールを除く糖質5g」など、血糖値を上げやすい糖質にしぼって表記をしているところもあります。

法的な成分表示基準が、現況に追いついていない状態であり、新基準が待たれます。

■糖質制限は食費が高くなる？

よく「糖質制限は食費がかさむので難しい」と言われます。
確かに人によっては食費が上がります。

もともと過食の方は、いつもの食事からお米や
パンといった穀物を抜けば、それが必要エネル
ギー量となり、余分な食費はかかりません。

　一方、もともと小食で、必要なエネルギーが足
りていない方は、穀物を抜くとエネルギー量が少
なくなってしまうため、動物性の脂質・タンパク
質を普段より多く摂取する必要があります。その
ため食費が高くなることがあります。

　たとえ食費が高くなるとしても、糖質制限によ
りあらゆる疾患の予防ができて、生活の質が改善
するとしたら、糖質制限をする価値はあります。

　青森県は何より自然環境で不利益を被ってお
り、健康に関しては食事に投資する必要がありま
す。

　健康はお金にかえられないですが、糖質制限が
実際どの程度生涯年収に影響を与えるのか、強引
に計算してみましょう。

　男女平均の生涯医療費は2400万円です[*24]。
　20歳以降で2000万円と仮定した場合、３割負

担で600万円となります。

　BMI[25]が25以上30未満である方の場合、標準値の場合に比べ9.8%医療費が高いとのことで[26]、600万円の9.8%は58万円となります。

　次に、650人を対象にした保健指導により、どの程度労働生産性が上がったかの報告によると[27]、糖尿病未発症者においては、リスクスコア 40 以上（健診結果の総合評価点が最も悪い）の対象者において、年間一人当たり労働生産性損失で 18,360円の削減効果が認められました。

　また、糖尿病該当者では、リスクスコア 8.5以上の対象者において、同様に労働生産性損失で64,464円の削減効果が認められました。

　一律３万円とすると、20歳〜70歳の50年で150万円となります。
　ただし、どういう指導をしたかわからないですし、労働生産性の上昇により自身の給与が上がるかは不明です。

更に、糖尿病と死亡時年齢の関連性を調べてみます。

1991年から2000年の10年間における日本人糖尿病患者の死因分析によると、糖尿病患者の平均死亡時年齢は男女で約70歳でした[28]。

2000年における20歳以上の平均死亡時年齢は、人口動態調査をもとに計算すると男女で約75歳でした。

つまり糖尿病により、寿命が5歳短くなったということになります。

年収300万円として1500万円分になります。

まとめますと、糖質制限により肥満を解消し、労働における生産性を上げ、労働年数が増加すると、合計1708万円の生涯収入が増えることになります。

一日の食事回数を三回とすると、20歳から70歳までの食事の回数は54,750回です。

1708万円を食事回数で割ると約312円となります。

以上より糖質制限をして、いつもより毎食300円多く食費がかかっても元がとれます。

　毎食500円だった場合、一食300円に上がるとして、一日で2,400円の食費となります。

　糖質摂取により、肥満・糖尿病となることが前提であり、とても強引な計算ですが、一日の食費が2,400円となると、貧相な食事ではなくなりそうです。

■必須栄養素の矛盾点

　生涯を通して考えれば、ある程度食費にお金を投じても良いはずですが、やはり毎月の出費はできる限り抑えたいと考えるのが我々の心理です。

　できるだけ安くて、糖質が少なくて、栄養価が高いものを探したいところですが、そもそも必要な栄養素の種類、量はどの程度なのでしょうか。

　必要栄養素は、厚生労働省による「日本人の食事摂取基準」において明確に示されています。

　例えば70歳以上ではビタミンＤの目安量は

5.5μg、ビタミンEの目安量は6.5ngとされています。

それを知った70歳以上の方は、ビタミンDを5.5μg摂取するようにしよう、と考えますがこれには3つの問題があります。

●──普段単一栄養素では摂取していない──

サプリメントは別ですが、我々が食事をする際は、様々な栄養素が入り混じっている混合体として栄養素を取り入れます。

どの程度含まれているかはっきりしませんし、料理方法によっては破壊されるものもあります。メイラード結合や、煮汁として除外される分も無視できません。

栄養素間の相互作用によって、吸収・代謝の度合いも違ってきます。

例えば、食材に含まれる鉄の量とサプリメント内の鉄の量が同じでも、体内での動向が全く違う可能性があります。

したがって「〜には〜が〜g含まれているから

しっかり食べよう」というのは、それほど当てにならないということを、しっかりと認識してください。

●──必要栄養素量の根拠がよくわからない──

　厚生労働省の必要栄養素摂取量の根拠をたどっていくと、結局は統計の取り方に行き着き、必要栄養素は国民の大部分が含まれる範囲、単純に言うと平均値のようなものであることがわかります。

　これはつまり「国民の摂取平均量＝必要量」ということであり、極めて非科学的です。

　「みんなが炭水化物を60％食べているから、炭水化物は60％食べよう」というのは「みんながスピード違反しているから、スピード違反しよう」というのと同じ理屈です。

●──糖質制限においては当てにできない──

　厚生労働省の食事摂取基準を正しいと仮定した場合にも、まだ不安要素はあります。

この基準は「炭水化物を60%摂取している」ことが前提の基準だからです。

　例えばお米をたくさん食べていると、糖質以外の栄養素、例えばビタミンやミネラルが不足しがちになるため、野菜の摂取が必要になってきます。

　一方、糖質制限においてはビタミン・ミネラルが豊富に含まれる動物性の肉を多く摂取するため、野菜を多くは必要としなくなります。

　つまり糖質制限をしている者にとって、この従来の食事摂取基準は、おおよそ当てにならないことになります。
　これについては次章でも再考します。

■三大栄養素必要量

●──炭水化物──

　糖質が酸化ストレスを生むことは、ある程度はっきりしていますが、
　「どのくらい糖質を食べたら、どのくらい酸化

ストレスを生むのか」については明確にされていません。

　血糖値の本体は血中のグルコース濃度です。
　我々は、グルコースをそのまま食べているわけではなく、お米・パン・そばなどグルコースが重合した状態で摂取しています。どの程度血糖値を上昇させるかは食材・料理の仕方によって違います。

　更に糖質に対する抵抗性、食べる順番、食後の運動などいろいろな要素が血糖値に関係してきます。

　一応食後高血糖（75g グルコース摂取 2 時間後血糖値が140mg/dl 以上）を呈する者において、普通の食事（糖質60%）をしても酸化ストレスを誘発したという報告はあります[*29]。

　正常人ではどうでしょうか？
　酸化ストレスの許容範囲は？
　そもそも酸化ストレスの指標は？

糖質によって酸化ストレスが生成されますが、実は酸化ストレスそのものの指標も明確ではありません。

まだまだ研究段階であり、一般の医療施設では簡単に調べられないです。

したがって、今のところ「できる限り糖質は控えましょう」としか言えません。

生物は絶えず自然放射線を浴びており、ホルミシス効果によって適した放射線量があります。

ホルミシス効果というのは簡単に言うと、有毒物質も少量なら逆に身体に有益になる現象のことです。

放射線に限ると放射線ホルミシスという表現をします。

おそらく、全く糖質を摂取しないことが、最も酸化ストレスを生じないとは思いますが、放射線ホルミシスがある通り、「糖質ホルミシス」若しくは「酸化ストレスホルミシス」があるかもしれません。現にミトコンドリアには適度な酸化ストレスが必要というミトホルミーシス理論まである

ほどです。

　とはいうものの、たとえ適度な糖質が必要としても、現代の私たちの糖質摂取量はかなり多いと言わざるを得ません。ほとんどが品種改良されたもので、糖質の量は桁違いです。更に精白されることにより、極端に血糖値が上がりやすくなっています。
　我々の先祖が食べていた糖質は、せいぜい甘くないイチジク、どんぐりくらいでしょう。

　各種調味料・大豆・野菜には少量の糖質が含まれているため、お米・パン・麺類といったいわゆる「主食」を全く摂らないくらいで糖質は十分と考えた方が良さそうです。

　各食材において、どの程度血糖値を上昇させるかの目安はないのでしょうか。

　GI（Glycemic Index）値[30]は、それぞれの食べ物がどの程度血糖値を上昇させるかという指標ですが、余り正確ではありません。

GI値に一食分の糖質量を乗じたGL（Glycemic Load）値の方が正確です。

つまりGL値が低い食べ物を選んで食せば、可能な限り血糖の増減を防ぐことができ、酸化ストレスの発生を抑えられることになります。

どの食べ物のGL値が低いのかは良書に譲りますが、穀物・根野菜のGL値は高いため、これさえ控えれば、ある程度の糖質制限は可能です。

もちろん甘い飲み物、お菓子類もGL値は高いです。

精神的・肉体的ストレスによっても血糖値は上昇しますが、この場合の血糖上昇は自律神経・ホルモンによって引き起こされたものであり、比較的容易に改善されます。

問題なのは、口から摂取された糖質なのです。

口から摂取された糖質は過度な血糖上昇を招き、その後の過度な血糖降下を引き起こします。

前述の通り、グルコーススパイクは、酸化ストレスを発生させやすいことが確認されています。

143

どの程度の量の糖質、そしてどの程度の GL 値の食べ物を許容するのかは本人の自由です。

●——脂質

必要な脂質の量は、実ははっきりわかりません。

ただし糖質と違って、ある程度過剰に摂取しても体外に排出される機構が我々には備わっています。

脂質は主にコレステロールと脂肪酸です。

コレステロールを過剰に摂取した場合は、肝臓におけるコレステロール合成量が低下するため、極端に血中のコレステロール値は上昇しません。更に胆汁において、便中に排泄されます。

脂肪酸が過剰に摂取された場合はケトン体として利用されますし、呼気、尿などで排泄されます。

脂肪の最低必要量を ATP 換算で無理やり計算

してみます。

　三食のお米を肉に置き換えるとしたら、どのくらいの肉が必要でしょうか。

　もちろん肉には、脂肪酸以外にもタンパク質・コレステロール・ビタミンなど豊富に含まれていますので、ATPだけでは判断できませんし、熱産生についても考えなくてはなりません。

　飽くまで参考程度です。

　牛肉100gには約20gの脂肪酸が含まれています。そのほとんどがC16（炭素数が16の脂肪酸）、C18（炭素数が18の脂肪酸）と思われます。最も多く含まれているのがC16のステアリン酸であるため、便宜上全ての脂肪酸はステアリン酸として計算します。

　ステアリン酸の分子量は284ですので、20gのステアリン酸の分子数はアボガドロ定数（6.02×10^{23}）$\times 20 \div 284 = 4.24 \times 10^{22}$ 個となります。

　脂肪酸1分子でATPを146個つくることより、最終的に牛肉100g当たり、約6×10^{24} 個のATPが産生できます。

145

一方、お米100gではグルコース換算で32gとのことより、同様にグルコース1分子でATPを32個産生できるとして、約3×10^{24}個のATPが産生されます。

つまり、同じg数において、牛肉はお米の2倍ものATPを産生できることになります。

お米を一膳150gとすると、それに相応した牛肉は2〜3切れとなります。

つまりATPだけを考えるとするならば、お米を抜く代わりに牛肉を2〜3切れほど食べれば良いことになります。

ちなみに価格で換算するとどうなるでしょうか。

牛肉100gの値段はピンキリですが100円〜500円くらい、つまり100円換算でATPは1.24×10^{24} 〜 6.19×10^{24}個となります。
同様にお米100gを30円くらいとして100円当たりATPは1.14×10^{25}個となります。

同一価格において、お米は牛肉の約15倍の
ATP を産生できるということになります。

　この価格に釣られて、ATP 産生をお米に頼っ
てしまう気持ちはよくわかりますが、お米は糖質
以外の栄養素が貧弱であり、何より血糖値を上昇
させるためにできるだけ控えなくてはなりませ
ん。

●──タンパク質──────────────

　続いてタンパク質の必要量について考えてみま
す。

　糖質制限をする際は、タンパク質を多く摂取し
なければ、筋細胞が破壊されてしまうとよく言わ
れます。

　そこで糖質制限と筋肉量の関係を調べてみまし
た。

　いろいろな報告をみてわかったことは、肥満の
場合は脂肪から減っていくため、エネルギー摂取
制限をしても（タンパク質が少なくとも）筋肉量
はほとんど減らないようです。

では、肥満ではない人はどうなのでしょうか。

糖質制限においては、体重1kg当たり一日タンパク質摂取量1.5g（1.5g/kg/day）程度の臨床試験が一般的であり、これ以下の報告はなさそうです。

したがって、タンパク質は体重1kg当たり1.5g食べていれば大丈夫ということになりますが、結構な量です。

体重1kg当たり1.5gというのは成人男性60kgとして一日量で90gです。

タンパク質を一日約100g摂取するのにはどうすれば良いのでしょうか。

・鳥のささみ 3本 =200gで、そのうちタンパク質は50g
・生卵 6個 =300gで、そのうちタンパク質は40g
・納豆1パック =50gで、そのうちタンパク質は8.5g

これで大体100gです。

これ以外にも食べるでしょうから、朝に納豆1パック、毎食ささみ1本と卵2個食べれば大丈夫ということになります。

結構な量です。
本当にこれほど必要なのでしょうか。

米国のトライアストン選手に対して、運動前の糖質摂取における体力測定をした報告があります[31]。
この中で、糖質制限をしている選手の食事内容と筋肉量が紹介されています。

糖質制限をしている選手たちは、総カロリーに対する糖質カロリー比が20%とやや強めの制限をしています。
彼らの筋肉量は60.9±7.1 kg、体重1kg当たりのタンパク質摂取量は2.1±0.6gでした。

ハードなトレーニングをして、筋肉を60kg持つ彼らでさえ体重1kg当たり2.0gのタンパク質摂取量に過ぎません。

我々日本人成人男性の筋肉量は、通常25 kg程度です。

　筋肉量だけで考えますと、必要タンパク質量はトライアスロン選手の半分以下となります。

　運動量も桁違いにトライアスロン選手の方が上でしょう。

　男性に限った話でしたが、女性は男性に比べて筋肉量が少なく、男性よりも少なくて済む可能性もあります。

　したがって、我々普通の日本人としては、体重1kg当たりのタンパク質摂取量1.5gというのは多い気がします。

　血中のケトン体は、タンパク質摂取量が多過ぎると減退する可能性があり、多くのケトン食ではタンパク質摂取量を低い〜中とやや制限気味です。

　ケトン食とは、もともとてんかんの患者さん用に開発された厳しい糖質制限食です。ケトン体産生を目的としているため、極端に糖質を制限し、脂質を多量に摂取します。

したがって、今のところ体重1kg当たり1g程度で妥当と思われます。

　飽くまで印象ですので、自身の体調に合わせて増減させてください。
　少な過ぎるよりは、多過ぎる方が害が少ないとは思います。

　ちなみに、タンパク質が豊富な食べ物として昆虫が注目されています。

　昆虫はタンパク質が豊富であり、同量のエサで比較した場合、家畜より効率的にタンパク質を生成できます。

　つまり昆虫は安くて、糖質が少なくて、栄養価が高いと言えます。
　今後、昆虫食の地位は上がっていくことでしょう。

　チンパンジーは昆虫を食べます。もともとヒトも食べていたはずですが、現代人はほとんど食べる機会がなくなっています。

長野県の一部の地域では「ざざ虫」が食用として重宝されています。

ざざ虫とは水生昆虫の総称であり、余り市販はされていません。

2016年に徳島大学生物資源産業学部農工商連携センターがクラウドファンディングにてフタホシコオロギ食用化プロジェクトを発足し、資金調達を成功させました。

是非青森県では在来品種であるエンマコオロギで食用化プロジェクトを発足してもらいたいです。

蚕も日本で食用とされていたことがあります。

現在、蚕が食用として利用されているのはおそらく長野県だけです。

養蚕業は生糸をつくるために非常に盛んでしたが、現在は代替品の増加、需要の低下を受け激減しています。

「食用蚕」としてメジャー化させ、蚕をシステ

マティックに育てられる方法も編み出してほしいです。

　ちなみに筆者は、蚕を育てて食べたことがあります。

　5cm くらいの幼虫でクリーミーな味わいでした。
　エサの青臭い風味がありましたので、一日絶食にするか、半分に切って未排泄のエサを絞り出した方が良さそうです。
　皮膚が思ったより硬く、なかなか噛み切れませんでした。

　筆者はもともと虫が苦手な方で、生きたままの蚕を食べるのはかなりの抵抗がありました。
　食用として商品化するときはもちろん粉末化が望まれますが、「生食」を乗り越えると、大抵のものは食べられそうな気がしますので、おすすめです。

● ──カロリー──────────
　単一栄養素の概念は、余り意味がありません。

必要カロリーが明確なため、食べる総量は明確であると思われるでしょうが、栄養学的な「カロリー」という概念は、実はかなり曖昧なものです。

　炭水化物は1g当たり約4kcalですが、その計測方法は幾つかあります。
　その大体は「炭水化物を燃やしたときに出る熱量」若しくは「炭水化物を摂取したときに体外に放出される熱量」です。

　前者は酸素と結合し二酸化炭素と水になるという過程は共通していますが、生体内ではもっと複雑な経路を踏んでいるため、同様の熱量を産生するとは考えづらいです。
　さらに、脂質・タンパク質・炭水化物は、それぞれ全く違う代謝経路であり、単純に発生する熱量で比較することは、かなり強引と言わざるを得ません。

　後者は体外に発散する熱量を計測することにより、算出されています。しかし、体内で発生し、外部まで到達し得なかった熱量は計測できませ

ん。食物はその場で代謝されて体内のエネルギーとして利用されますが、一部はグリコーゲンや脂肪などに変換され、体内に保存されます。この保存されたエネルギーも換算されていません。

したがって、巷でよく言われる「カロリー」というのは多少の目安にはなりますが、ほとんど意味を成さないことがわかります。

どうしてもエネルギーの比較がしたいのであれば、様々な代謝の通貨であるATP産生で比較した方がまだ科学的です。

ただし、カロリーの概念は我々の日常で浸透した表現であり、本書でも活用しています。

■ 何を食べないか

ある程度、糖質制限に慣れてきたら、次は食べ物の質に着目します。

以下に列記するものは、もちろん全て実行すればより健康的ですが、何をどの程度選ぶのかは自由です。そこには「食べないものを選ぶ自

155

由」があります。

●───海外の肉は食べない───

海外から日本に輸入される肉は、輸送中の腐敗を避けるために保存料が使われています。さらに、ホルモン剤が多く使われていることがあり、肉に残留している恐れがあります。

●───穀物飼育牛は食べない───

穀物飼育牛と比べて、牧草飼育牛（グラスフェッドビーフ）は何が違うのでしょうか。

よくω-3脂肪酸とω-6脂肪酸を耳にすると思いますが、これはω-3脂肪酸のα-リノレン酸、ω-6脂肪酸のリノール酸が体内で合成できない必須脂肪酸であり、他の脂肪酸合成に使われる大切な材料であるためです。

しかしω-6脂肪酸は増え過ぎると炎症を惹起させ、ω-3脂肪酸は炎症に対して抑制的に働きます。

穀物で育てられた家畜はω-6脂肪酸の比率が高いと言われています。

さらに、穀物の大部分は血糖値を上げやすい炭水化物であり、当然牛の体内にも AGEs が蓄積していることでしょう。

　我々の口に入る際、この AGEs の摂取量も増えることになります。

　ただし経口摂取した際の AGEs の動向は、まだはっきりとわかっていません。

●────加工食品を食べない────

　食品表示法に基づき、ほとんどの食品は栄養素成分が表示されています。

　加工食品は添加物の問題もありますが、そもそも表示されている栄養成分は、本当に存在しているのでしょうか。

　代表としてリジンの説明をしましょう。

　リジンは必須アミノ酸であり、必ず摂取しなければならないものですが、リジンは糖質とメイラード反応を起こしやすいアミノ基をふたつ持っているため、糖質とともに熱加工された場合、メラノイジンやプレメラノイジンといった AGEs に変化してしまいます。

リジンとして吸収できないことに加えて、動脈硬化の主要因子であるAGEsまでも食べてしまうことになります（口から摂取したAGEsがどの程度身体に害を与えるかは、まだはっきりわかっていませんが）。

加工した食品は大抵糖質とアミノ酸が含まれているため、多かれ少なかれメイラード反応によって、必要なアミノ酸が変化しています。

我々がよく目にするシリアル食品は糖質が多く、そもそも除外食品ですが、こうしたアミノ酸の変化により、実際に吸収されるのは、わずかであるということを認識していなくてはなりません。

原材料として、どのくらいの栄養素が含まれているかではなく、どのくらい吸収できるかを表示するべきです。

こうした吸収効率まで考慮に入れたアミノ酸スコアを、消化必須アミノ酸スコア（Digestible Indispensable Amino Acid Score:DIAAS）と言います。

もともとアミノ酸スコアは、アミノ酸のバランスを示した指標でしたが、加工した食品に関しては無力でした。

　この DIAAS は、国際連合食料農業機構、国際酪農連盟などで研究中のようですので、結果を待ちましょう。

　ちなみに前述の通り、青森県（青森市）はソーセージの支出額・購入数量が多いです。

●──サラダ油を使わない──────

　サラダ油は安くて保存がききやすく使いやすいですが、弊害があります。

　前述の ω-6脂肪酸が多く含まれているため、炎症を惹起しやすくなります。更に ω-6脂肪酸は自然に、若しくは熱することにより容易に酸化し、過酸化脂質に変容します。

　もともと過酸化脂質は、ROS による酸化ストレスを脂質が請け負ったため生じた物質です。過酸化脂質は更に ROS 産生を惹起させ、DNA の損傷を招きます。

過酸化脂質を経口摂取した場合、腸管内である程度無毒化されますが、量が多い場合はそのまま吸収されてしまうとされています。ただし、多くはラットでの実験のため、ヒトでははっきりしていません。

　経口摂取したAGEsがどのような体内動態を示すか明確ではないのと同様に、どの程度の酸化したサラダ油をどの程度摂取すれば、どの程度の過酸化脂質が腸管から吸収されるかはわかっていません。

　したがって明確な根拠はないですが、用心のために使わないことが賢明です。

●──**トランス脂肪酸を摂らない**───────
　主にマーガリンやショートニングに多く含まれます。
　工業生産品として人工的につくられた脂肪酸であり、体内で酸化ストレスを多く生み出すと言われています。
　一時期バターよりも「健康に良い」とされてきましたが、現在米国では摂取量に規制がかかって

います。

日本では何の規制もないため、原材料を確認する必要があります。

「マーガリン」の文字があれば、買わないことです。

■まとめ

「炭水化物を60％摂取している」ことが前提の現代栄養学は、糖質制限において、当てにはできません。

青森県民の食生活においては

・できるだけ糖質を制限する。
・糖質を食べるとしたら、なるべくGL値の低いものを食べる。
・脂肪は食べ過ぎてもある程度は大丈夫。
・タンパク質は体重1kg当たり1g程度で、その後は必要に応じて増減。
・なるべく国産のグラスフェッドビーフ。
・加工食品・サラダ油・トランス脂肪酸を控える。

以上が必要です。

　どの食材にどれだけの脂質・タンパク質・糖質が含まれているかは良書に譲りますが、糖質制限の最初のステップは、糖質以外何でもたくさん食べることです。
　その後に、体重や体調に合わせて、食べる量を調節していけば良いだけの話です。

　最も心配なことは、糖質制限に加えて、脂質・タンパク質も制限してしまうことです。
　必要最低限の量はできる限り考えずに、取りあえずなるべく多く食べることをまず目標にしてください。
　多少食費がかさむかもしれませんが、糖質制限による生涯年収の増加を考えれば、それほど負担にはならないはずです。
　何より青森県民は、健康になるために食べ物に投資する必要があります。

　おすすめは卵（鶏卵）です。卵はビタミンC以外の全ての栄養素が含まれています。青森県は卵の支出額が全国で最低値であるため、毎日なる

べく多く食べるようにしてください。

　卵はコレステロールが多く敬遠されがちですが、コレステロールは体内に余分にあると体外に排出される機構が備わっていますし、そもそもコレステロール摂取量と血中コレステロールの値は相関していません。
　卵の摂取量が増えると血中のコレステロール値が下がるという報告すらあります。

　卵には葉酸が豊富に含まれていますが、特に5-メチルテトラヒドロ葉酸や10-ホルミテトラヒドロ葉酸といった活性型葉酸が多く含まれています[32]。
　葉酸はDNA合成に必要なものですが、活性型葉酸はより効率的にDNAを合成をすることが可能です。

　まさに、卵は完全栄養食であると言えます。

　本邦の卵は諸外国に比べて安全とされており、さらに青森県の鶏卵の価格は全国的にみて低値です。

163

青森県民こそ卵を食べるべきです。

第六章 医療

■医師

●───医師の仕事はコーチング───────

　この章は、やや医療従事者向けの内容となっています。

　医師の仕事はコーチングと似ています。

　コーチングとは、クライアントのエフィカシーを上げるコミュニケーション技法のひとつです。エフィカシーとは「ゴールを達成する自己能力の自己評価」のことです。

　コーチングにおけるゴールは、「現状の外」に設定します。

　一方、患者さんのゴールは「病気が治ること」、すなわち「健康になること」です。
　現状のままでは健康になれないために、医療機関を受診するわけですから、患者さんのゴールは、現状の外であると言えます。

　そして診療の現場では、「病気が治る」という

意識付けを行うことは、極めて重要です。

　病気が治ると患者さん自身が信じれば、それが良い結果を生みます。

　効果が無い偽の薬を服用しても、有効な結果が生じることは、プラセボ効果と呼ばれています。

　プラセボ効果を最大限に引き出すためには、患者さん自身が「病気が治る」と確信する、すなわち健康に対する自己評価を上げる必要があります。そのためには医師も「患者さんの健康」のみを願い、ラポール（心が通い合って、信頼関係がある状態）を形成する必要があります。

　以上より医師の仕事は、ゴール設定・自己評価を上げるという行為において、コーチングと似ていると言えます。

　ところが、その「本来の医師の仕事」がうまく機能しなくなってきています。

●───医師の機能不全───────────

　プロが行うコーチングの報酬は純粋に時間に対する対価であり、一時間の料金は決まっていま

す。

　一方、医師の報酬は時間に対してではなく「保険点数」によって決められています。

　診察・薬剤・検査、全てに価格が決められています。

　建前上は患者さんに全て了解を得て検査・治療をすすめていくわけですが、大体の場合はほぼ医師のいいなりです。

「がんかもしれないので CT を撮りましょう」
と言われたとしましょう。

　CT 検査というのは放射線を使った画像診断であるため、全く無害というわけではありません。

　身体のどの部位に、どの程度の放射線を浴びせるのか？

　それによる副作用は？

　CT 検査をしなかったときのリスクは？

　そもそも CT 検査の必要性は？

　などなど本来説明するべきですが、全くされていません。

とはいうものの、その説明をされたところで、患者さん側はCTの必要性について医師と議論ができません。医師の機嫌を損ねる行動はしたがらないからですが、たとえ議論したとしても医師には勝てません。周りのスタッフは全員医師の味方ですし、患者さんを説得する技術に関して医師はプロだからです。

本人が「何が何でもCTはいやだ」と突っぱねても、患者さんのご家族が「先生もこうおっしゃっているのだし……」と本人を説得します。患者さんとは非常に弱い立場なのです。

医師側も事細かに検査や治療の内容・必要性を説明したがりません。説明をしたところで報酬は変わりませんし、そもそもそんな時間がありません。

このように患者さん側は、検査・治療に対する合理性を認識できていないのが現状です。

合理性が認識できなければ、ゴール設定ができず、自己評価も上げることができません。

一方、医師側が合理性を認識しているかといえば、決してそうではありません。

　医師側は、医療は対症療法に過ぎず、真の根治療法ではないことを承知しているので、急性期を除いて、検査・治療に関しては虚無感があります。

　もっとも「正しい医療」をしたくても、できないことは多々あります。

　特に勤務医では医師が複数おり、一人だけ違う医療ができない状況です。

　ガイドラインという各学会が作成した疾患別のマニュアルがあり、大抵の医師はそれにしたがっています。一人だけマニュアルと正反対の治療をすることは、組織の一員として迷惑がられます。したがって、ガイドラインがたとえ間違っていたとしても、ガイドラインと全く違った医療は勤務医ではほぼできないのです。

　開業医であれば医師が一人しかいないため、比較的自由にできます。

　しかし、開業医は経営収支がマイナスであればつぶれてしまうため、しばしば営利目的にはしります。

医師は対症療法にしばられ、その対症療法すら正しいことができないことがあり、実はとても可哀そうな存在なのです。もともと、患者さんに幸せになってもらいたいがために、医師を志したはずです。

　患者さんを治す状況において、医師のパフォーマンスが最大であることは大切なことです。
　パフォーマンスが最大になるのは、純粋に100%「この患者さんを治したい」と思ったときです。
　もし100%でないとするならば、どこかで「患者さんに不利益になる」と考えていることになり、ラポールは形成されません。

　さらに、「したくないこと」をすることになり、クリエイティブな思考が阻害されます。

　医療とは画一的なものではなく、その患者さんに合わせたオーダーメイドが必要です。
　同時に患者さんの感情や考えも読み取り、必要があれば病気を治す思考に誘導させることもあります。

世界中の様々な論文や報告、生理学的知識も必要なため、目の前の患者さんの状態把握以外にも、自身の知識と照らし合わせることが必要です。

つまり、考えることがたくさんあるということです。

過去や現状にとらわれないクリエイティブな思考が必要であるため、目の前の患者さんを俯瞰的にみる必要があります。

そのためには医者自身が「本当にしたいこと」を行い、自身のパフォーマンスを上げなくてはなりません。

冒頭で文部科学省の調査による「幸福度を判断する際に、重視した項目」の中で「他人を幸せにした」という項目はありませんでした。

本来、ヒトが最も幸せに感じる瞬間は「他人を幸せにした」瞬間です。

医師が最も幸福に感じる瞬間は、給料をもらうときでも検査データが改善したことでもありません。

患者さんが幸福になったときです。

　高脂血症のほとんどの患者さんにコレステロール降下薬は不要です。ほとんどの医師はそれを知って処方しています。そうガイドラインに書いてあるから、上の先生がそうしているからです。

　100% 患者さんの幸せを思っているならば、害にしかならない薬は処方したくありません。したがって処方するとしたら、医師にとってとても大きな精神的負担となります。

　自身の基本的な理念が崩壊し、本来の「患者さんのための医療」からかけ離れていきます。

　患者さん個人をみるのではなく、検査データの改善しか意味を成さない画一的な医療になります。

　そんなことでは医師もつらいですし、患者さんもいい迷惑です。

　もし、何もつらくない医師がいるとしたら、患者さんの幸せを100% 考えているわけではない、若しくは勉強していないだけです。

●——今後の医療

　医師はラポールを形成できず、それにより患者さん自身もゴール設定ができず、自己評価が上げられなくなっているようです。

　ただし、これは仕方がないかもしれません。

　医療は税金でまかなわれています。税金を使う限りは医療を査定する明確な基準が必要であり、画一的な医療になるのは仕方がないことです。医師の力量は、明確には数値化できないのです。

　また、医療機関の本来の役目は急性期疾患の治療です。急性期疾患の医療はほぼ赤字であり、慢性期疾患の治療で稼ぐしかないのが現状です。

　つまりは、急性期疾患の治療を存続させたいがために、やりたくもない仕事を行い、更にその慢性期疾患の治療が医原性要因になり得るという、何とも矛盾した状況です。

　患者さん側は医者に従うしかなく、医師側も勤務医でも開業医でも患者さん本位の医療ができな

い、困った問題です。

　しかし今後、このような状況は変わります。
　キーとなるのは「評価経済社会」と「AI」です。

　子供が病気になったとき、いまどきのお母さんはどうしているでしょうか。まずスマホで近隣の小児科の評判を確認します。時間があれば医師の名前を検索し、何か問題を起こしていないかチェックします。病院・クリニックの評価に関するサイトは乱立しており、どこをみれば良いかまだわからない状況ですが、評判が悪いところはすぐにわかります。サクラもいますが、ある程度参考にはなります。医師はもう既に評価される時代に入っています。
　医師と対面した際、患者さんの幸せを100% 考えているかどうかはすぐにばれます。
　インターネットで勉強をされてくる方も多く、特定の分野では医師も凌駕するほどです。

　病気の根源は炎症です。炎症の主要因が糖質であるため、患者さんの健康を考えるのであれば、

まず「糖質制限」を患者さんに推奨することが前提です。

糖質制限を推奨しないということは、患者さんの健康、すなわち幸せを100%では考えていないということになり、評価は下がります。糖質制限を知らない、若しくは反対している場合も、もちろん評価は下がります。

医師は最新の「正しい医療」を行わなければ、インターネット上での評判が下がります。

何が正しいかを決めるのは、はっきり言えば医師でも学会でもガイドラインでもありません。単なる科学的で合理的なものだけです。既に権威だけでは信用されなくなってきています。

医師の側が「正しい医療」を行えば、100%患者さんのことを考えることができて、最高のパフォーマンスを発揮でき、更に精神的にも充実します。

その結果、ラポールが形成され、患者さんもゴール設定ができ、自己評価を上げることが可能となります。

正しい医療を行えば、医師も患者さんも、皆が幸せになります。

　何が正しいかは時代によって違いますが、今のところは炎症を抑えるという慢性期疾患の予防・治療概念、すなわち糖質制限が前提となっていることが必須です。

　この貨幣ではなくて、評価によって動く経済は「評価経済社会」とよばれています[33]。

　旅行先も、外食もまずはスマホでインターネット上での評価を確認します。Amazon で買い物をするときも、品物ごとに評価を確認します。

　日常のもの全てにおいて、ネット上で評価がされています。

　評判の悪い病院・クリニックは淘汰され、正しい医療をしている医師だけが生き残ります。

　更に今後、診療はある程度 AI がやってくれるようになります。

　現在でも医師を介入させずにある程度のことは可能です。

　ほとんどの血液検査は微量でも可能になってき

ているため、指先の自己採血だけで可能です。自分自身の採血は医師・看護師でなくともできます。血液データは数値として出てきますので、客観的に判断できます。心電図・胸のエックス線写真においても、どこが異常であるか、ある程度コンピュータが判断してくれます。

そのような状況でも、ヒトの医師は確実に需要があります。求められるのは、ヒトとしての温かみです。温かみは「100% 患者さんの幸せを思う」気持ちがないと出てこないでしょう。

●──医師は全ての病気の元凶は
糖質であると再認識すべき──

青森県が短命を打破できなかったのは、医療のせいでもあります。

安心と引き換えに、どれほど無駄な医療をしてきたのか、よく反省しなくてはなりません。

前述の通り、慢性期疾患は遺伝的要因・環境要因・医原性要因です。

今のところ遺伝子を変える治療法は確立されていないですし、環境要因も患者さん本人が改善することです。

したがって、病気の根治療法においては、医療側は本来何もすることがないはずです。

　医療が行うべきは急性期疾患に対する治療のみです。

　現代医療が行っている慢性期疾患に対する治療は「数値を改善させる」という単なる対症療法であり、症状がないため対症ですらありません。
　医師は、全ての慢性期疾患の治療を今すぐやめるべきです。

　慢性期疾患の治療は、患者さん本人しかできません。

　代表的な慢性期疾患である動脈硬化・骨粗鬆症・高脂血症・糖尿病について糖質制限の観点から考察してみます。高血圧・がんについては前述しています。

■代表的な慢性期疾患

●───動脈硬化───

　動脈硬化は多くの疾患に関与しており、動脈硬化を防ぐことは万病を防ぐことにつながります。そして、当然動脈硬化は慢性期疾患です。

　したがって、動脈硬化の治療は当然医師のするものではなく、患者さん本人がするものです。

　医師が行うのは急性期疾患の治療だけです。

　例えば動脈硬化性病変の一部がはがれて、血栓塞栓症という急性期疾患が生じた場合は、急性期治療が必要です。

　動脈硬化性病変を切り取れば、そのような急性期疾患を防げるわけですから、医師が行う慢性期疾患の治療は必要であると思われるでしょう。

　しかし、外科的に切り取るにしても副作用が全くないわけではありません。

　その外科的処置は緊急性があったのでしょうか？

　糖質制限でどうして治療しなかったのでしょう

か？

　医師は、まず患者さんに根治療法の情報を提供
し、少なくともそれが拒否されて初めて、対症療
法を提供しなくてはなりません。

　動脈硬化の主要因は高血糖です。
　高血糖により血管内皮に傷がつき、LDL によっ
て修復された結果、動脈硬化となります。

　血糖値が上がった場合、血中のグルコースはイ
ンスリンによって細胞表面まで移動した GLUT
（glucose transporter）4を介して、またはインス
リンを介在しない GLUT1を通して細胞内に取り
込まれます。

　細胞内の糖濃度上昇に伴い、ミトコンドリア内
の TCA 回路を通じてフマル酸の増加が起こりま
す。
　フマル酸はシステインと結合し、S-（2-Succinyl）
cysteine（2SC）を形成します。2SC は細胞内の
タンパク分子に結合し、機能障害を引き起こしま
す。その反応をサクシニル化と言います。

高血糖によるサクシニル化、酸化ストレス増大により、血管内皮細胞は傷害され、血管壁に穴が開きます。内皮細胞の破壊により細胞膜の構成要素であるコレステロールが血中に有利し、一時的に血中コレステロール値が上がります。ここで血管壁を修復するためにLDL（主にsmall dense LDL:sdLDL）の登場です。

　血管内壁にあるプロテオグリカンはマイナスに帯電しており、LDLはプラスに帯電しています。このため結合が容易となり、最初の修復因子となり得ます。

　LDLの構成タンパクであるApo-Bタンパクは構造変化して、血管壁から出る遊走性がなくなります。残存する酸化ストレス因子によってLDLは酸化され、酸化LDLとなります。

　単球が創部に侵入しマクロファージに変化し、スカベンジャー受容体を通じて酸化LDLを取り込みます。これが動脈硬化の正体です。

　血管内皮細胞の修復がLDLの役目です。

　その後HDLによってコレステロールが引き抜

かれ、徐々に動脈硬化は薄れていきます。

　糖質を多量に摂取した場合、肝臓での中性脂肪合成が盛んになり、中性脂肪を豊富に含む大型のVLDL1が血中に放出され、VLDL1は肝性リパーゼによって水解されsdLDLへとなります。
　sdLDLは抗酸化作用に乏しく、酸化LDLの良い材料となります。

　つまり動脈硬化というのは、糖質により傷ついた血管内皮細胞を糖質により変化したsdLDL・酸化LDLを使って修復するという、極めて合理的なシステムの上に生成されます。
　動脈硬化は糖質のエネルギーを硬化性病変としてエネルギー変換してくれたとも言えます。

　よって動脈硬化を防ぐには高血糖を防ぐこと、すなわち糖質制限ということになります。
　ちなみに悪の根源とされるsdLDLは通常濃度では生理活性に乏しく、単独では動脈硬化を起こしません。飽くまで糖質・酸化ストレスの処理要員、修復要因に過ぎません。

動脈硬化は血管性の疾患、糖尿病の合併症など
ほとんどの疾患に関与しています。
　医師は、患者さんに対して動脈硬化の根治療
法、つまりは糖質制限について、きちんと説明す
る必要があります。

　脂質制限は動脈硬化に悪影響を与えます。
　脂質を制限するということはその分糖質が多く
なりますし、脂質が動脈硬化の原因ではありませ
ん。脂質は修復の材料です。

　高脂血症治療薬の処方は、最もたちが悪いで
す。
　動脈硬化の改善には寄与しなかったという報告
がありますが、たとえ動脈硬化を防げたとして
も、それは修復を妨害したことになり、当然出血
性の疾患が増えることになります。コレステロー
ルは細胞膜の構成要素ですし、各種ホルモンの大
切な材料です。

●──骨粗鬆症

　骨粗鬆症も慢性期疾患であり、医師が介在する
ものではありません。

骨粗鬆症に対する内服薬、注射薬がたくさん出回っていますが、どれも当然対症療法です。
　症状がないため、対症すらなっていないこともあります。

　骨粗鬆症の発生要因はいろいろありますが、糖質が関係しています。

　AGEs に骨融解作用があることがわかっています。
　糖質により血管壁が傷つき、修復のため動脈硬化が起こるわけですが、余りに頻回に血管壁の障害が起こると石灰化を起こしてがっちり固めるようになります。この石灰化に使われる材料が骨です。材料として切り出された骨はスカスカとなり、骨粗鬆症という病名がつけられるわけです。
　高齢者の方は、生理学的に大動脈弓の血管壁が石灰化を起こしていることが多く、この AGEs の骨融解作用は必要なことかもしれません。
　糖質によって障害された血管壁をがっちり固めたいがために、糖質によって生じた AGEs で骨から材料をとってくるという、非常に合理的なシステムなのです。

となるとやはり AGEs ですら味方ということに
なります。
　糖質のエネルギーを、身体中のタンパク質の糖
化によってエネルギー変換し、それでも余った糖
を AGEs として処理しているのです。

　よって、骨粗鬆症の根治療法は糖質制限という
ことになります。

　無理やり薬によって骨粗鬆症を防ぐとなると、
血管の石灰化による修復を妨害することになりま
す。
　骨粗鬆症の薬で寿命が延びたという確かな証拠
はありません。

● ──高脂血症──
　高脂血症も慢性期疾患であるため、医師がする
ことはありません。
　中性脂肪の値が非常に高値の場合、膵炎を発症
させることがあり、緊急的に内服薬で中性脂肪の
値を下げることはありますが、それは急性期疾患
であり慢性期疾患ではありません。

内服薬で中性脂肪やコレステロール値を定常的に下げることは、動脈硬化を防ぎ、急性期の血管性疾患を防ぐことができると考えるでしょう。

　内服薬で中性脂肪やコレステロール値を下げても、動脈硬化の病変部は縮小しないという報告すらあり、防げたとしても出血性の疾患を増やすだけです。

　そもそも中性脂肪やコレステロール値が上昇しているのは、糖質過多によって引き起こされたものであり、必要があって上昇しているのです。前述の通り修復要因としての必要性もありますが、糖化ストレスを引き起こす糖質を中性脂肪に変換し無毒化するという意味もあります。

　ちなみに糖質制限によって LDL コレステロール値が上昇することがあります。この場合のLDL は sdLDL と違い、やや大きく有害性は低いと考えられています。

●───糖尿病────────────────
　糖尿病は、主に小児で起こる１型糖尿病と、成人で起こる２型糖尿病があります。

１型糖尿病とは、自己の免疫系が膵臓のβ細胞を攻撃してしまい、インスリン分泌が激減してしまう状態です。

　何かしらの感染症が契機となることが多いですが、ここでも糖質が関与しています。

　糖質は炎症を助長させ免疫系を狂わせるのですが、胸腺のオートファジー（自己貪食）に対しても影響を与えています。

　胸腺の発育は12歳まで続き、その間オートファジーによってＴリンパ球の教育がなされます。

　Ｔリンパ球は胸腺において、何が自己で何が自己でないかの教育を受けるのです。

　オートファジーはインスリンによって抑制されるため、糖質過剰によるインスリン値上昇はＴリンパ球の教育を阻害することになります。自己の細胞の認識が甘くなることにより、自己免疫疾患を引き起こしやすくなるのです。

　２型糖尿病は、言うまでもなく糖質の長期・過剰摂取によるものです。

　高血糖の持続がインスリン抵抗性を生み、イン

スリン抵抗性がさらに高血糖を助長させます。

高血糖は前述の通り、糖化ストレス・炎症を助長させ、各種合併症（網膜症・腎症・神経傷害）を引き起こします。

したがって、糖質を制限すれば２型糖尿病にはなり得ず、合併症の予防にもなります。

つまり、１型・２型ともに予防・治療において、糖質制限は必須事項となります。

ただし、インスリンが枯渇した状態や、糖尿病性アシドーシスといった急性期疾患では、血糖降下薬・インスリンの併用が必要になります。

■エビデンスについて

●───エビデンスレベル────────

エビデンスレベルについて確認しておきます。

１a ランダム化比較試験（randomized controlled trial:RCT）のメタアナリシス

１b　１つ以上のRCT

２　非ランダム化比較試験によるコホート研究

3　ケースコントロール研究（後ろ向き研究）

4　対照群を伴わない研究

5　症例報告

6　専門家の意見や、生理学的事実

　１から６の順にエビデンスレベルが下がっていきます。

　糖質制限において、寿命が延びたという1a があれば良いのですが、まだ存在していないようです。

●──糖質制限の良質な RCT は可能か？──

　一日の糖質摂取量が10g と130g の二重盲検ランダム化比較試験を計画するとしましょう。

　最終アウトカムを総死亡率低下とします。アウトカムとは結果のことです。

　極力バイアス（結果に影響を与える他の因子）を排除するには、どのようにしたら良いでしょうか。

　二重盲検ということは、被験者も観察者側も「何を食べているかわからない」状態が必要です。

普通、口に入れれば何を食べているかわかるため、事実上不可能な条件設定です。

　したがって、二重盲検をあきらめるとして、観察者のみの単盲検はどうでしょうか。
　観察者はきちんと被験者の食生活を監視していなくてはならず、食べ物に関して相談にものらなくてはなりません。
　そして何か異常が生じたとき、例えば低血糖が生じたときは、糖質摂取量によって今後の対処の仕方が違ってきます。
　したがって単盲検も無理があります。

　「気持ち」の問題も重要です。
　「糖質は必要だ」と思っている人に糖質制限をしてもらうことは、それだけでストレスになることがあります。
　したがって「糖質制限は必要と思っている」、「糖質制限は不要と思っている」の２群に更に分ける必要があります。

　食べ物の把握自体も困難です。

食べ物を管理するために実験施設に住んでもらえば良いのですが、実験期間が何年にもなるため事実上不可能です。

　自宅で食べ物を完璧に管理するのは非常に困難です。
　被験者が虚偽の申告をすることもありますが、食べた内容を正確に伝えられないこともあります。
　同じ料理でも産地・料理方法によって糖質量・吸収速度・血糖値の上がり具合が変わってきます。

　運動量・アルコール量・喫煙本数・ストレス量など、個々の生活状態も把握しなくてはなりません。
　標高・大気の質・食べ物に含まれる放射能物質の濃度なども必要です。

　以上より、完璧な研究などは、ほぼ不可能だということがわかります。
　これは何も糖質制限に限ったことではなく、あらゆる医学的な治験にも当てはまります。

したがって、ある程度妥協しなければなりません。

・コホート研究で判断する

RCT が困難であれば、ひとつエビデンスレベルを落として、コホート研究で判断します。

・検査値の改善をアウトカムとする

寿命が延びたかどうかが最も知りたいところですので、最良のアウトカムは総死亡率の低下となります。しかし、死亡率の低下を判断するためには、長期的な観察が必要であり困難です。したがって、おそらく死亡率に影響するであろう「検査値の改善」をアウトカムにします。短期間になるため、この場合の RCT は比較的容易です。

・生理学的事実の格上げ

観察研究や介入試験において、バイアスが全く存在しない論文は、ほぼあり得ません。

論文には統計学的分析が付き物ですが、正しく統計学的処理がされている論文はごく一部であるという見解もあります。

したがって、エビデンスレベルは低いですが、

生理学的根拠の重要度を上げることも大事です。

　生理学的根拠は、再現性がある普遍的な事実であるため、バイアスが少ない、もしくは概念そのものがありません。現状の生理学的事実が覆されることは滅多にないのです。

　実際には、目の前の患者さんを健康にすることが重要なため、多くは臨床判断です。

　患者さん個人に対して、統計学的なエビデンスを重要視しなければならないなどという決まりはないのです。

■糖質制限の分類

　糖質制限の度合いについては、しっかりと定義されているわけではありませんが、おおよそ以下の通りに分類できます。

			一日総カロリーにおける糖質%
糖質過多			50%以上
糖質制限	ゆるやかな糖質制限		20〜50%
	激しい糖質制限	スーパー糖質制限	20%未満
		ケトン食	5%未満

●──糖質過多

　毎食主食を食べているとすると、自動的に糖質50%以上となるため、糖質過多です。我々が普段みたり聞いたりしている「バランスの良い食事」というのは、この糖質過多を前提にしています。

　厚生労働省による「日本人の食事摂取基準（2015年版）」によると、エネルギー産生栄養素バランスの目標量は

　タンパク質：13〜20%
　脂質：20〜30%
　炭水化物：50〜65%

となっています。どのようにして決めたかは、おおよそ以下の通りです。

　1　適度なBMIを決める
　2　適度なBMIを維持するのに必要なカロリーを決める
　3　必要なタンパク質・脂質を決める
　4　必要な総カロリーからタンパク質・脂質を

差し引いたものを炭水化物で補う

BMI が22前後が最も長命なのは、様々な報告により明らかですが、もちろんそれは「糖質過多」が前提の場合です。

糖質制限においては今のところ適度な BMI ははっきりしていません。

糖質制限において、摂取カロリーは最終的に少なくなる傾向にあり、必要カロリーも今のところはっきりしていません。カロリー計算そのものも前述の通り、各要素の単純な足し算では正確性に欠けます。

必要なタンパク質・脂質も「糖質過多」が前提の値です。

以上より、現行の 栄養素のバランスというのは全て「糖質過多」が前提となっており、真に必要な栄養バランスを考えるに当たっては、根底から考え直さなくてはなりません。

もちろんこれは「日本人の食事摂取基準（2015

年版)」においては、飽くまで「目標量」であり、確定的な値ではないです。

糖新生の存在を根拠とし、炭水化物の最低必要量も明確にされていません。

ある程度議論の余地は残されているにせよ、「目標量」として糖質50% 以上を「暗に推奨」しているため、矛盾のある基準です。

今後も、おそらくこのような矛盾は変わらないと思われます。

なぜなら「国の炭水化物推し」には強力なバックアップがいるからです。

まず、農業業界です。

1965年あたりから、日本におけるお米の消費量が減り始めました。

農業の衰退を防ぐために、1980年に農政審議会より「優れたバランスを持つ日本型食生活」が答申されました。

「バランス」という言葉が使われたのは、おそらくこの頃からです。

農政審議会は農林水産省内にある諮問機関で

す。

　米農家を守り、食糧自給率を上げることが目的であるため、なかなか「米を食べるな」とはなりません。

　次に、飲食業界です。

　穀物は安価で長期保存が可能です。今のところ日本国民のほとんどに「主食」という概念があるため、需要があります。

　2004年に厚生労働省・農林水産省によるフードガイド（後の食事バランスガイド）が作成されました。

　一度は目にしたことがあるあの逆三角形の絵です。

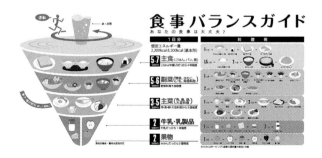

　今ではバランスの良い食事を語る場合、必ずこの絵が使われます。

実はフードガイドの検討会委員名簿をみると、そのほとんどが飲食業界です。

バランスガイドは飲食業界がつくったものだということを、よく理解しておきましょう。

以上より、現況の糖質50〜65%というのは絶対評価として定められた値であり、相対評価によってではありません。

「みんな糖質をたくさん食べているから、たくさん食べよう」という論理です。

つまり、エビデンスレベルは低いということになります。

●───**ゆるやかな糖質制限**───

「ゆるやかな糖質制限」とは、はっきりと定義されているわけではありませんが、おおよそ糖質20〜50%の範囲を指します。

糖質50%程度であれば、糖質過多に比べて総死亡率が低いという前向きコホート研究があります[34]。

つまりゆるやかな糖質制限は、RCTはないにせよ、ある程度のエビデンスはあることになりま

す。

　これが第一の妥協「コホート研究で判断する」
です。

　これを覆すには、ゆるやかな糖質制限で総死亡
率が低下することを、RCTによって示さなくて
はなりません。

　今のところ示されていないようです。

　糖質30〜50％程度の糖質はどうでしょうか。

　総死亡率に関する研究は行われていますが、結
果が一定ではありません。その理由は総カロリー
の差、動物性・植物性タンパク質の差など様々で
す。

　もちろん一概に動物性タンパク質が健康に悪い
とは言えません。加工されていたり、不純物が多
い肉かもしれず、肉の質については余り議論され
ていません。

　一般的なゆるやかな糖質制限は糖質20〜50％
ですが、医学的には一日糖質130g程度を指しま
す。130gという量は糖質25％程度であり、やや
激しい糖質制限に近い値です。

この一日130gは糖質が必要という考えは、日本ローカーボ食研究会の「ゆるやかな糖質制限食による２型糖尿病ガイドライン2016」や、北里大学北里研究所病院の山田悟先生が推奨されています。

　一日糖質130gの出所は、おそらく2008年のアメリカ糖尿病協会（American Diabetes Association:ADA）の勧告によるものと思われます[35]。

　その勧告内での糖質130gの根拠は、米国・カナダ食事摂取基準です[36]。
　そこでは130g未満の理由を「糖新生が行われないと仮定した場合の最低必要量」としており、おおよそ正常な生理学的条件下ではありません。ちなみに、専門家のコンセンサスとなっています。

　130gとする根拠はないにせよ、約130gの糖質摂取量の有効性を示す報告はたくさんあります。
　糖質過多と比較し、検査値の改善（肥満の改善・血糖値の改善・肝機能の改善など）が示され

た RCT があります。

　ここが第二の妥協点「検査値の改善をアウトカムとする」です。

●───激しい糖質制限───

　本書ですすめている「可能な限りの糖質制限」というのは、いわゆる激しい糖質制限です。

　激しい糖質制限は、日本における糖質制限の第一人者である江部康二先生の分類で言うところの、スーパー糖質制限が一般的に知られています。

　スーパー糖質制限とは、毎食の主食を抜く食事方法です。

　その他は、甘いものはもちろんのこと、果物・根野菜などもできるだけ控えます。

　ここまで制限しても、おかずに糖質が多少は含まれているため、一食の糖質摂取量は10〜20g程度となり、糖質5%〜10%程度ということになります。

　これくらいの激しい糖質制限においては、総死

亡率に関連する RCT はまだありません。

　ただし、検査値の改善における RCT はあります。

　そして、生理学的には糖質は摂取しなくとも良いことを忘れてはいけません。

　ここが第三の妥協点「生理学的事実の格上げ」です。

　学問的には当然エビデンスレベルは低いままですが、臨床判断する際には、もっと生理学的事実を重要視して良いはずです。

●──ケトン食

　ケトン食はケトン体産生を目的としたかなり激しい糖質制限です。

　もともと小児のてんかん用に開発された食事形態です。

　糖質を5% 未満として、脂質を多めに摂取します。

　タンパク質は摂り過ぎるとケトン体産生の妨げとなるため、過剰には摂取しないようにします。

糖質を制限すればするほどケトン体は増えやすくなります。

このケトン食が生理学的には最も健康的ですが、もちろん総死亡率を低下させたという報告は、今のところないようです。

脂肪酸・ケトン体はがん細胞のエネルギー源とはならないことから、ケトン食をがん治療に用いる研究がすすめられています。

今のところ「有効性が示唆される」程度ですが[37]、アイオワ大学による「肺がんに対するケトン食を併用した化学療法」や萩原圭祐医師による「肺癌患者におけるケトン食の有用性と安全性についての検討」などが進行中です。

ケトン体は炎症を抑制させます。

炎症は全ての病気の源であるため、ケトン食はがんに限らず全ての病気の予防・治療に有効です。

以上をまとめます。

糖質過多：エビデンスなし

糖質50％くらい：総死亡率低下に関する前向きコホートあり

糖質30％～50％くらい：総死亡率に関する研究は様々。

糖質25％くらい：検査値改善の RCT あり。

糖質20％未満：検査値改善の RCT あり。生理学的事実に関するエビデンスあり。

糖質5％未満：がん治療の有効性が示唆されている。生理学的事実に関するエビデンスあり。

　激しい糖質制限、特にケトン食は実践している人口が少なく、観察研究ができない状況です。RCT によって、つまりは介入試験によって総死亡率を調べようにも、長期介入のため行うことが困難です。

　我々青森県民が一丸となり、激しい糖質制限を行えば、それが糖質制限の有効性を示す良い研究となります。

　激しい糖質制限の安全性がまだ証明されていないからといって、手をこまねいているようで

は、青森県はいつまでたっても短命のままです。

■糖質制限で避けるべき疾患は？

　糖質制限はダイエット目的によく使われるため、「体重減少」が主目的と思われがちですが、これまで述べてきた通り、糖質制限は全ての病気の予防・治療に有効です。

　とはいうものの、今のところ禁忌とされている疾患があります。

●───膵炎

　膵炎と言っても軽症から重症まで、急性から慢性までと様々な病態があります。
　一般的に急性期、若しくは重症な膵炎では、絶食により膵臓を休ませ、ある程度回復してきたら脂肪摂取制限をするのがスタンダードのようです。

　膵臓の主な機能は、消化管へ分泌する外分泌機能、血中に分泌する内分泌機能のふたつがあります。

外分泌酵素として、脂質の分解にはリパーゼ、タンパク質の分解にはトリプシン、そして糖質の分解にはアミラーゼなどがあります。

　つまり、何を食べても膵液が分泌することになるため、脂質だけを制限する意義はなさそうです。

　糖質は内分泌機能としてのインスリン分泌を促すため、糖質制限でも膵臓への負荷は減りそうです。

　更に膵炎では全身に炎症が波及するため、糖質による酸化ストレスを極力抑える必要があるはずです。

　とはいうものの、膵炎に対する糖質制限の大規模臨床試験は行われておらず、確定的なことは言えません。

●──肝硬変

　肝臓の機能が障害された非代償期の肝硬変では、糖質制限は禁忌とされており、グリコーゲンの貯蔵・糖新生が障害されるためと言われています。

207

こちらもなかなか難しい問題です。

一般的に肝硬変ではケトン体値は上昇します。グリコーゲンの貯蔵や糖新生が障害されたとしても、ケトン体合成機能は残っているようです。

糖をエネルギー源として使えなくなったために、ケトン体を代わりにエネルギー源としているのです。

ここで、少量の糖を摂取して糖新生を助けるのか、糖質制限をしてケトン体という代替エネルギーを増やすのかは悩ましいところです。

糖質制限では、血中のグルコースが低くても大丈夫なようにケトン体値を上げるため、肝硬変を通じてケトジェニック体質になったとも捉えられます。

ケトジェニック体質とは、身体のエネルギー源をグルコースから脂肪酸・ケトン体にシフトした状態を指します。

そう考えると肝硬変に対して糖質制限も有効と思われますが、これも大規模な臨床試験が行われておらず真偽は不明です。

ちなみに、ケトン体合成能すら失われた末期の肝硬変が、存在するか定かではありませんが、仮

に全く失われたとすると、糖質制限云々の状態ではないと思われます。

●───脂肪酸代謝異常症───

脂肪酸代謝異常症は様々な型があります。

代表的な長鎖脂肪酸代謝異常症は難病情報センターによると、毎年10〜50人の新患が発症する稀な病気のようです。

長鎖脂肪酸のβ酸化が障害されているため、長鎖脂肪酸を用いたケトン体合成・ATP産生が障害されています。動物性の肉のほとんどが長鎖脂肪酸であるために、動物性の肉のみではATPが不足することになります。

中鎖脂肪酸や奇数鎖脂肪酸の代謝は障害されていないため、長鎖脂肪酸さえ避ければ糖質制限は理論上可能ですが、これも治療報告がなく何とも言えません。

他の脂肪酸代謝異常症も工夫すれば糖質制限が可能と思われますが、同じく明確な根拠がなく、糖質制限は今のところ避けた方が無難です。

●───腎不全───

腎不全の場合はどうでしょうか。

糖質制限では必然的にタンパク質の摂取量が増えます。

これまでタンパク質過多は腎臓に悪影響があると言われていたため、腎不全では避けられてきました。

しかし、糖尿病の合併症として腎障害がある通り、高血糖を防ぐことが腎障害を防ぐことにつながります。したがって糖質制限は腎臓にとって良い影響を生むはずです。

糖質制限が病気の予防に有効であるにもかかわらず、いざ病気になると糖質制限が無効というのはおかしな話です。

人工透析をしている患者さんに、ゆるやかな糖質制限を施行して、良好な経過をたどった報告も出始めてきています。激しい糖質制限の更なる報告を待ちます。

●───その他の疾患───────────

大腸の病気ではどうでしょうか。

過敏性腸症候群に対する低 FODMAP 療法とい

うのがあります。

FODMAP とは「Fermentable oligosaccharides, disaccharides, monosaccharides and polyols」の略で、発酵性のあるオリゴ糖・二糖類・単糖類・ポリオールを意味しています。

例えば、ガラクトオリゴ糖（難消化性のオリゴ糖）・ラクトース・フルクトース・フルクタン（フルクトースの重合体）・糖アルコールなどです。

低 FODMAP 食では消化しづらい乳製品や果物を制限し、グルコースやお米などは制限しません。

したがって低 FODMAP 食は糖質を制限していますが、一部の難消化炭水化物のみの制限であり、一般的な糖質制限とは違いがあります。

糖質を全般的に制限する研究が待たれます。

同じく炎症性腸疾患である、潰瘍性大腸炎・クローン病でも同様のことが言えます。これらも今のところ脂質制限が基本ですが、厳格な糖質制限

の研究が余りなされていません。

　こちらも今後に期待です。

　尿素サイクル異常症という稀な病気があります。

　アンモニアから尿素へ変換する過程のどこかに異常がある病気です。

　アンモニアはタンパク質からつくられるため、必然的にある程度のタンパク質制限が必要になってきます。

　この場合、糖質制限は難しそうです。

●——治療中の場合————————————

　すでに血糖降下薬を服用していたり、インスリンを投与している場合は主治医とよく相談の上、糖質制限を行う必要があります。

　薬の作用により低血糖を引き起こすおそれがあるためです。

　糖質制限は、高血圧の改善も見込めます。

　したがって、降圧剤を服用している場合は低血圧を引き起こし得るため、こちらも主治医と相談の上、糖質制限を行う必要があります。

中性脂肪やコレステロール値を下げる薬（高脂血症治療薬）を内服している場合も要注意です。コレステロール値はそもそも薬で下げる必要はありませんし、中性脂肪の値は糖質制限によって下がります。

　糖質制限において、糖すなわちグルコースにとって代わるエネルギー源は脂肪酸・ケトン体です。その脂肪酸・ケトン体の大切な材料である中性脂肪の値を下げる高脂血症治療薬は、糖質制限においては基本的に不要です。

　糖質は全ての病気に影響を与えており、糖質制限をすることによって全ての病気の治療に少なからず影響を与えます。

　したがって何かしらの治療を受けている場合は、主治医とよく相談の上、糖質制限をすべきです。何かしらの治療が不要、若しくは有害になることがありますから……。

■糖質制限は老若男女可能か

　大人の糖質制限は良いとしても、子供はどうなのでしょうか。

生後一か月の赤ちゃんを考えてみます。

体重を4.5kg、一日の母乳摂取量を650ml とします。

母乳100ml にはタンパク質（P）1.1g、脂質（F）3.5g、炭水化物（C）7g が含まれるため、650ml で換算すると

P:F:C=7.15g:22.75g:45.5g となります。

体重65g の大人に当てはめると

P:F:C=103g:329g:657g となります。

従来のカロリー計算では6000kcal にも及び、特に脂質と炭水化物が多いことがわかります。

この多量の炭水化物のほとんどは乳糖です。

乳糖はラクトースともよばれ、グルコースとガラクトースが結合した二糖類です。

ラクトースは腸管内でグルコースとガラクトースに分解され、ガラクトースは肝臓でグルコースに変換されます。

多量の乳糖摂取は血糖増大に関与しそうですが、赤ちゃんの場合は高血糖にはなりません。

ラクトースを多量に摂取していても、赤ちゃんはケトン体の濃度が高く、身体の細胞は主に脂肪酸・ケトン体をエネルギー源にしています。
　赤ちゃんは身体形成の速度が速く、グルコースを効率よく細胞形成に使用できるようです。

　最終的にグルコースに変換されるのであれば、どうしてわざわざラクトースという二糖類を介するのでしょうか。
　ひとつはラクトースの分解、ガラクトースのグルコースへの変換という工程を踏むため、グルコーススパイクを生じづらいという利点があります。更にラクトースは腸内細菌の栄養源になっています。

　母乳から卒業する時期には、身体形成速度は緩慢になり、ラクトースは必要なくなります。

　したがって離乳食で炭水化物を多量に摂取すると、ROS 産生・タンパク質の糖化により、アトピー・自閉症・喘息など様々な弊害を引き起こします。

つまり、離乳食に炭水化物は必要ありません。

学童期も同様です。

子供はたくさん運動するから糖質が必要だという意見をよく耳にしますが、たくさん運動するからこそ糖質を控えなくてはなりません。

基本的に筋細胞のエネルギー源は脂肪酸・ケトン体です。運動強度が上昇するにしたがって筋細胞内のグリコーゲンの依存率が上昇します。

日頃から糖質制限を行いケトン体値を上げておくと、筋細胞のケトン体への依存は上昇し、グリコーゲンを節約できるのです。

糖質制限をしてもしなくとも、筋細胞内のグリコーゲンの貯蔵量に大きな差はありません。

たくさん運動する子供こそが糖質制限すべきであることを、再認識しなくてはなりません。

子供は解糖系が強いので、糖質を摂取するべきだという意見もありますが、それも同様です。

確かに赤ちゃんの名残でグルコースの処理の仕

方が我々大人よりも上手ですが、上手だからといって「必要」とは限りません。

　脳もグルコースを上手に処理できますが、だからといってグルコースを多く必要とするわけではないのと同様です。

　前述の通り、胸腺の発育の観点からも糖質制限は必要です。
　胸腺の発育が障害されると、自己免疫疾患を引き起こしやすくなります。
　自己免疫疾患の代表はアトピーです。

　妊婦さんも同様です。
　悪阻（つわり）は何のために存在するのでしょうか。
　重要な器官形成期に、変なものを口にしないためと言われていますが、実際はケトン体値を上げるためです。

　食欲が減退する理由は、絶食状態にして、脂肪からケトン体の合成を亢進させるためです。胃液を吐くと代謝性アルカローシスが生じますが、そ

の代償として、酸性であるケトン体の産生がさらに亢進します。

　悪阻はケトン体値を上げるために存在していたのです。

　母体のケトン体は胎盤を通過し、赤ちゃんの栄養源となります。
　悪阻で苦しいときは、赤ちゃんのために、急激にケトン体値を上昇させているのだと考えてください。

　宗田哲男医師によると、胎盤・臍帯静脈のケトン体値は我々大人の数倍〜数十倍にもなっているそうです。

　妊婦さんは、赤ちゃんのためにせっせとケトン体形成に励んでいるわけですが、ここに糖質が加わると困ったことが起こります。
　妊婦さんはなるべくグルコースを利用しないで、脂肪酸・ケトン体からエネルギーを得ようという身体機構ですので、糖質の行き場はありません。

したがって妊娠中は、非妊娠時よりも糖質によって血糖値が上昇しやすく、そして体重増加が生じやすくなっています。

　母体の血糖値が高い場合、胎児にまでグルコースが行ってしまい、巨大児や様々な疾患の原因となります。

　自身の健康、そして赤ちゃんの健康を考えれば妊婦さんは糖質制限をするべきです。

　寝たきりの患者さんにおける経管栄養の場合はどうでしょうか。
　現在の投与されている経管栄養は糖質が多く、かつ総エネルギー量が多過ぎます。

　必要エネルギー量は一般的には以下のように計算されます。
　　　『基礎代謝量×活動係数×ストレス係数』
　この中の基礎代謝量はHarris-Benedictの式によって求められますが、欧米人向けであり、日本人では多めに計算されるようです。

更に寝たきりの方の場合は代謝が落ちており、基礎代謝量が多めに見積もられているはずです。

　しかも経管栄養の場合、咀嚼による食事誘発性熱産生がなく、一層基礎代謝は低くなります。

　実際に寝たきりの方の基礎代謝量を実測した報告があります[38]。それらの報告によると、基礎代謝量は15〜20(kcal/kg/day)程度でした。

　興味深いことに、基礎代謝量実測値以上に摂取エネルギーを増やしたとしても、体筋組織量は増えず、体脂肪だけが増えていました。アルブミンや総タンパク質も有意差なく、過栄養としても特に良いことが見いだせませんでした。

　体脂肪が増えることはアディポネクチンを減少させ、インスリン抵抗性を生みます。

　したがって、基礎代謝を決定するときは従来のHarris-Benedictの式ではなく、実測値が要求されます。

　もし基礎代謝が15で良いのなら、従来の30%引きです。

　寝たきりの方は発熱することが多く、できるだ

け炎症の素になる酸化ストレスを発生させない食事が基本です。

　糖質を可能な限り抑えた栄養では、おそらく「がりがり」な状態になるでしょう。

　しかしそのがりがりな状態が最も心負担が少なく、酸化ストレスも生みません。

　糖質過多、エネルギー過多で太らせるのは本人にとってよくないことを再認識すべきです。

本書のまとめ

■青森県民がすること

●───食べ物───

　青森県民は、様々な病気によって亡くなります。

　病気を急性期疾患と慢性期疾患に分けた場合、病気の予防・治療は慢性期疾患の予防・治療に行き着きます。

　慢性期疾患の本体は、主に酸化ストレスによる炎症です。

　青森県民は炎症を助長させやすい要因があるようです。

　炎症を助長させる要因には遺伝性要因・環境要因・医原性要因があります。

　遺伝性要因は今のところどうにもなりません。

　したがって、環境要因と医原性要因の排除が健康への道です。

環境要因のうち自然環境は、青森県に住む限りはどうにもできません。

残った環境要因は食べ物と喫煙です。

青森県民は、血糖値を上げやすい食べ物を多く摂取しており、糖質制限が必要です。

それもできるだけ糖質を少なくする激しい糖質制限が必要です。

糖質制限は最も効率よく、そして簡便に行える酸化ストレス除去方法です。

妊婦さん、子供、高齢者の方まで、ほとんどの方で糖質制限が可能です。

更に、汚染された魚介類を食べている可能性があり、できれば小魚をすすめます。

加工食品もなるべく控え、国産の肉・卵を食べましょう。

● ——喫煙

禁煙に代わる第二の提案として、葉巻・パイプをすすめます。

葉巻・パイプは、市販のタバコよりは炎症を助

長させないためです。

　葉巻によってよりクリエイティブな思考を持ち、青森県の発展のために尽力していただきたいです。

●───医療機関との付き合い方───

　医原性要因に関しては、とにかく慢性期疾患に対して医療機関を頼らないことです。

　慢性期疾患に対する対症療法は炎症を生みます。

　高血圧・高脂血症・糖尿病といった生活習慣病は医療機関では治せません。

　何も症状がないうちに投薬を開始したところで健康にはなりません。

　治すのは自分自身です。

　健診を受けてはいけません。

　あらゆるがん検診・人間ドックも受けてはいけません。

　受けるとしたら臨床判断値ではなく基準範囲を採用し、更に炎症を助長させない生活指導ができる医療機関にしてください。

がんも慢性期疾患であるため、予防・治療は自分自身です。
　がんを早期に発見・治療したとしても長生きはできません。

　日頃から糖質制限を行っている場合は、たとえがんが見つかっても糖質制限を行うことには変わりはないのですから、がんを見つけるだけ無駄です。

　がん細胞は糖質や酸化ストレスの処理工場です。
　我々の味方であることを再認識してください。

　これは全ての病気に当てはまることです。
　病気は酸化ストレスに対する身体の正常な免疫応答、すなわち炎症に過ぎません。

　病気の予防・治療に必要なことは炎症を起こさないようにすること、酸化ストレスを増やさないことです。

■行政・医療機関がすること

●──糖質制限・ケトン食の推進──

　これからは患者さんの健康を100％願う医師のみが生き残ります。

　慢性期疾患に対する投薬は全て対症療法であると認識し、患者さんにその旨を伝えなくてはなりません。

　特にがんの根治療法においては糖質制限が必須であり、現況のがん治療は対症療法に過ぎないことを認識するべきです。

　今後、ケトン食におけるがん治療の有効性を示す報告が増えてくると思いますが、それを待っているようでは永遠に青森は短命県のままです。

　生理学的事実をもとに、今すぐがん治療としてケトン食を推進するか、若しくは臨床試験をすべきです。

●──健診の改善──

　健診に意味がないことは医師が一番よくわかっているはずです。

意味のないことをやらされて、パフォーマンスが低下していることに疑問を呈するべきです。

　行政として健診を撤廃させれば事足りますが、なかなか難しいでしょう。
　健診の内容を改変すれば良いのです。

　まず現況の臨床判断値を基準範囲に緩めます。
　そして慢性期疾患に対する投薬を全てやめます。
　更に生活指導を全て酸化ストレス除去を主目的として行えば、健診は意味のあるものになるでしょう。

　一般健診は法律で決められているため、やらざるを得ないですが、がん検診に義務はありません。
　したがって、がん検診は青森県から撤廃させるべきです。

　ついでに禁煙をすすめるのも良いですが、葉巻・パイプへの移行も考慮に入れてください。

以上より、青森県ひとりひとり、そして行政・医療機関が一致団結し「真の根治療法」に取り組めば、短命県を脱出できます。

　長命になる勇気を持ちましょう。

おわりに

　原始地球は隕石同士の衝突によって生まれ、地球の核にエネルギーを持ちました。

　その後、核のエネルギーは海底の熱噴出孔より放熱され、生命誕生の場をつくりました。

　最初の生命が何であったかは議論の分かれるところではありますが、「代謝」であったとされることが多いです。

　代謝とは異化若しくは同化のことであり、簡単に言えば何かを分解、合成する生命の基本活動です。

　初期の代謝はおそらく、無機化合物の同化です。

　気体中での熱発散は即座に進行しますが、液体中での熱発散は非効率的です。

　しかも海水はほぼ無尽蔵に存在します。

　そこで熱噴出孔での熱エネルギーを、代謝を用いた無機化合物の合成に使うことにしました。

　その後、いろいろな化合物を合成できるように

代謝は進化し、さらに効率的なエネルギー分散が可能となりました。

　増え過ぎた化合物はそれ自体エネルギーを持つため、逆に異化を行う生命も誕生しました。

　つまり生命は、熱エネルギーを効率よく、異化・同化に転換させるために誕生したと言えます。

　エネルギーは地球の核だけではありません。太陽から莫大なエネルギーが地表に降り注いでいます。

　生命はさらに太陽エネルギーをも分散させる必要に迫られます。

　現在地球に存在する生命は「細胞」という小器官をもとに形作られています。細胞を有する生命は定義上「生物」とよばれます。
　細胞は細胞膜という壁を有しており、効率よく代謝を行えるように輸送機能が備わっています。

　生物は代謝を効率よく行うため、すなわち太陽

エネルギーを効率よく分散させるために存在しています。

　太陽エネルギーを最も効率的に利用できる生物は植物です。

　増え過ぎた植物を減らすため、つまりは同化によってつくられた植物を異化させるために草食性生物が誕生しました。当然、草食性生物を異化させる肉食性生物も誕生しました。

　我々ヒトも太陽エネルギーを効率よく分散させるために存在しています。地球という体系におけるエントロピー増大則にしたがって、行動しているに過ぎません。

　地下に溜まった石油を掘りだし異化させています。
　地下水をくみ上げ、水というエネルギーを分散させています。
　木を切って、木を異化させています。

　食べ物を食べるのも、もちろん食べ物を異化さ

せるためです。

　ヒトは雑食であると言われています。
　ヒトが他の生命とは違い、特異である点は、異化する対象を選べることです。
　通常生物は、異化する対象が決まっています。
　決まっている方が代謝を単純化できて、効率が良いからです。

　雑食の生物は確かに存在していますが、環境の変化に合わせて雑食に変化した生物は少数なはずです。
　ヒトの歴史は700万年ほどですが、穀物を多量に摂取するようになったのは約１万年前からで、さらにより精白された穀物を摂取するようになったのはここ数十年です。
　長くて１万年、短くて数十年で、どれほどヒトの身体構造が穀物に対応できるようになったのでしょうか。

　したがって、ヒトは雑食であるという考え方そのものが間違っており、本来しなくともよい仕事、つまり穀物の異化という余計な仕事をしてい

る可能性があります。

　しかし、こうも考えられます。
　我々ヒトが自分の意志で選択した穀物摂取も、実は自然の摂理、すなわちエネルギーの分散という合理的な目的をもとに、行われているのではないでしょうか。

　我々ヒトは、増え過ぎたヒトを異化させるため、すなわちヒトを死に至らしめるために、穀物を食べているのではないでしょうか。

　我々は太陽エネルギーによってつくられた穀物を食べることにより、体内で炎症を生じさせています。
　炎症は病気の素です。

　つまり、我々は病気によって太陽エネルギーを分散させていると考えることもできるわけです。

　我々は穀物の栽培、品種改良に成功したと考えていますが、自身の異化のために必死に研究していたに過ぎません。

全ての生命はエネルギーの分散のために存在しています。

ヒトはこのまま物理の基本原則通り、穀物によって滅ぼされてしまうのでしょうか。

物理の原則に立ち向かえるかどうかは、今後の我々の勇気しだいです。

巻末付録

■青森県の自然環境

●——標高

　自然環境は標高により大きく左右されます。

　以前に世界三大長寿郷として取りざたされた地域がありました。

　旧ソ連のコーカサス、パキスタンのフンザ、そしてエクアドルのビルカバンバがそうですが、出生記録がはっきりしていないようで、今のところ一概に長寿とは言えないようです。

　ただし３か所とも標高が高いという共通点があります。

　標高というのは最も普遍的な環境要因です。その地に暮らしている限り、標高はほとんど変動しないからです。

　県別に各市町村の平均標高をみると、青森県はかなり低いことがわかります[39]。

都道府県別標高

順位	県　名	平均標高m	順位	県　名	平均標高m
1	長　野	775.1	25	兵　庫	154.2
2	山　梨	577.7	26	京　都	138.5
3	群　馬	371.4	27	鹿児島	131.3
4	福　島	343.2	28	福　井	128.0
5	岐　阜	341.2	29	神奈川	127.1
6	奈　良	281.8	30	新　潟	113.6
7	広　島	275.4	31	北海道	110.0
8	岡　山	248.2	32	石　川	108.4
9	高　知	244.9	33	三　重	104.8
10	大　分	238.6	34	香　川	104.3
11	徳　島	230.1	35	愛　知	97.6
12	岩　手	229.8	36	秋　田	97.3
13	宮　崎	211.0	37	佐　賀	97.1
14	栃　木	209.5	38	長　崎	91.6
15	愛　媛	201.0	39	埼　玉	89.5
16	島　根	199.0	40	大　阪	88.6
17	熊　本	194.1	41	東　京	87.4
18	和歌山	175.4	42	福　岡	83.6
19	富　山	166.9	43	宮　城	66.6
20	山　形	166.6	44	青　森	66.5
21	滋　賀	165.8	45	茨　城	50.9
22	鳥　取	159.5	46	沖　縄	44.8
23	山　口	156.8	47	千　葉	32.3
24	静　岡	156.6			

標高と健康の関連性を明らかにするために、人口動態保健所・市区町村別統計による標準化死亡比[*40]と比較してみます。

　標準化死亡比とは同統計によると
『性、地域ごとに「全国の年齢階級別死亡率で死亡するとしたときのその地域の期待死亡数」に対する「実際の死亡数」の比を 100 倍して算出している。したがって、年齢構成の違いの影響を除いて死亡状況を表すものであり、地域比較に用いている。標準化死亡比が 100 より大きい場合、その地域の死亡率は全国より高いと判断され、100 より小さい場合、全国より低いと判断される』
とのことで、つまりは年齢による隔たりをなくして相対的に評価させた数値ということになります。

　比較死因を図のように18項目、対象市町村はデータの隔たりを少なくするために人口２万人以上の729の市町村とし、標高と各死因を回帰分析し相関係数をだしました。

各疾患死亡率と標高の相関関係

主疾患名		性別	全標高の比較 相関関係	比高 500m 以上 600m 以上の平均標準化死亡比	100m 未満の平均標準化死亡比	p
死亡総数		男性		92.6	100.6	<0.01
		女性		94.6	100.6	<0.01
悪性新生物	総数	男性	弱い負の相関がある	85.2	100.5	<0.01
		女性	弱い負の相関がある	89.7	99.9	<0.01
	胃	男性		85.9	100.7	<0.01
		女性		91.9	100.9	<0.05
	大腸	男性		93.8	99.9	0.085
		女性		93.1	99.3	0.086
	肝及び肝内胆管	男性		73.4	100.4	<0.01
		女性		81.2	100.4	<0.01
	気管、気管支及び肺	男性	ある程度の負の相関がある	73.7	101.9	<0.01
		女性	弱い負の相関がある	72.9	100.1	<0.01
心疾患	総数	男性		93.5	100.4	0.103
		女性		90.5	101.2	<0.01
	急性心筋梗塞	男性		114.7	101.0	0.142
		女性		107.8	101.1	0.242
	心不全	男性		80.2	103.2	<0.01
		女性		84.9	103.0	<0.01
脳血管疾患	総数	男性		114.2	99.8	<0.01
		女性		118.2	99.6	<0.01
	脳内出血	男性		109.1	99.8	0.108
		女性		102.7	100.1	0.683
	脳梗塞	男性		115.3	99.8	<0.01
		女性		121.8	99.2	<0.01
肺炎		男性		80.6	102.1	<0.01
		女性	弱い負の相関がある	77.2	102.8	<0.01
肝疾患		男性		85.1	99.0	0.046
		女性		84.7	104.7	0.012
腎不全		男性		81.6	101.4	0.011
		女性		72.4	101.3	<0.01
老衰		男性		117.0	101.2	0.239
		女性		114.0	101.1	0.272
不慮の事故		男性		95.5	102.5	0.112
		女性		98.8	99.2	0.963
自殺		男性	弱い正の相関がある	110.3	102.9	0.277
		女性		102.7	100.9	0.790

「弱い相関 (0.3≧ |R| ≧0.2)」があったのは

- 女性の肺炎
- 男女のがん総数
- 女性の気管、気管支及び肺のがん
- 男性の自殺

ただし男性の自殺は正の相関です。

「ある程度の相関 (0.4≧ |R| ≧0.3)」、つまり「弱い相関」よりも更に相関関係があったのは

- 男性の気管、気管支及び肺のがん

標高が低いほど男女のがん総数と肺に関連した疾患による死亡率が上がり、逆に男性の自殺が減るということです。

更に標高600m 以上で人口２万人以上の市町村と、標高100m 未満で人口２万人以上の市町村で比べてみると、ほとんどの疾患で標準化死亡比に有意差がありました。

ただし標高600m 以上で人口２万人の市町村は15か所しかなく、うち長野県は12か所もあります。したがって長野という地域性バイアスが多分

にかかっており、飽くまで参考です。

　そのせいか600m以上の集団で、脳梗塞の標準化死亡比が上昇していました。前述の通り長野県は脳梗塞の死亡率が高いのです。

　青森県の主要死因はがんですので、標高が低いことは致命的です。

　ちなみに、標高が高いほど自殺が増える理由はよくわかりません。今後の考察課題です。

　青森県は標高が低いにもかかわらず自殺が多いです。

　自殺を促す要因がありそうですが、本書では割愛します。

　標高が高いとがんの死亡率が下がることが、ある程度はっきりしたわけですが、その理由は何でしょうか。

　　運動量の違い

　まず、高低差が激しくなり日々の運動量が増えます。

ただし、運動量を測る指標がないため、標高が高いほど運動量が多いという明確なデータはありません。

　歩数だけをみても、平成24年国民健康・栄養調査による都道府県別歩数の平均値によると、長野県の男性は平均以下です。

　しかも運動量の増加により、がんが減るという確かな根拠はありません。

　運動量が増えることは、肥満解消になるかもしれませんが、それすら因果関係ははっきりしていません。

　なぜなら、運動するとお腹が減ってたくさん食べるからです。

　運動の強度も曖昧であり、酸素を消費すれば、その分酸化ストレスが増えることも考えられます。

　したがって、運動量の違いによってがん死亡率に差が出るとは、今のところ言い切れません。

酸素濃度の違い

標高が500m 高くなると酸素濃度が5% 低下します。酸素をできる限り使わずに生体維持すると酸化ストレスの発生を抑えられます。

標高が1000m 上昇するごとに、10万人当たりの肺がん発生率が7人以上減少するという米国の報告もあり、最も考えられる原因を酸化ストレスとしています[41]

したがって、酸素濃度の違いは大いに関係がありそうです。

宇宙放射線量

標高が高いと宇宙放射線の照射線量率が上がります[42]。

前述の通り、生物は絶えず自然放射線を浴びており、ホルミシス効果によって適した放射線量があります。

我々は日常生活において様々な放射線を浴びて

います。空気中にはラドンが含まれていますし、食べ物には炭素の同位体、セシウム137などが含まれています。そして、宇宙からは絶えず宇宙線という放射線が降り注いでいます。

　ヒトがつくりだした放射能物質はありますが、自然放射線自体は太古の地球から存在しており、放射線が存在している環境こそが我々に適した環境です。

　放射線によって細部内のDNAに傷がつきますが、すぐに修復されます。
　この適度な修復機構が、逆に細胞のがん化を防いでいるようです。

　ヒトの歴史は700万年ですが、700万年前の宇宙線の量ははっきりわかりません。更に住む場所によって宇宙放射線量は変わります。
　人類が生まれたとされるアフリカは赤道直下のため、地磁気の影響で宇宙放射線量が少なかったようですが、更に北上して高地に住むようになった者たちは、宇宙放射線を多く浴びるようになったはずです。

245

日本人の祖先はどこから来たのかというのは、まだまだ研究段階ですが、北のシベリア地域からの一派もあったはずです。

　シベリアは標高が高く寒い地域です。シベリアの宇宙放射線量が長野県の宇宙放射線量に近いのかもしれません。長野県のように寒くて標高が高い地域が最も日本人に適しているとすると、我々はシベリアの環境が最もホルミシス効果が現れやすいのかもしれません。

　放射線は電離作用によって、我々の DNA に影響を与えます。

　電離作用とは、電子を追い出すことです。

　酸化ストレスは、相手を酸化させるのですが、その酸化というのは相手の電子を奪うことです。

　したがって、電離作用と酸化は同じ作用ということになり、分子レベルでは、放射線と酸化ストレスは同等のものと捉えることができます。

　もし放射線ホルミシスがあったとしても、他の要因、例えば糖質摂取によって酸化ストレスが生じた場合は、放射線ホルミシス効果以上の障害を生じさせるということになります。

分子生理学的には、放射線による障害と、酸化ストレスによる障害は別であるかもしれませんが、今のところはっきりしていませんので、宇宙放射線と健康の関係については、参考程度に留めてください。

●──大気の質────────────

空気が汚れている場合、真っ先に暴露されるのは肺であるため、大気の質と肺疾患には何か関連があるはずです。

大気汚染防止法に基づき、全ての県で継続的に大気汚染を監視しています。

調査項目は二酸化硫黄・窒素酸化物・一酸化炭素・光化学オキシダント・浮遊粒子状物質・炭化水素・微小粒子状物質となっており、青森県は光化学オキシダントと浮遊粒子状物質がやや多いようです。

光化学オキシダントとは主に、自動車排気ガス中の窒素酸化物が太陽光線で化学反応を起こし生じたものであり、光化学スモッグの原因です。浮

遊粒子状物質とは、空気中を漂うある程度大きな粒子のことであり、工場から排出される粉じん、ディーゼルエンジンの排出ガスなどに含まれています。共に吸い込むことで気管支、肺に害を与えます。

　この項目では、全体的に東北地方は大気汚染の度合いが少なく「青森県は空気がきれい」と言えそうです[*43]。
　ちなみに光化学オキシダントは全国的に上昇傾向であり、最も標高が高い長野県ですら目標値に及んでいません。

　とはいうものの、筆者の主観では青森県の空気はおいしくありません。
　薄い排気ガスのような臭いがいつもします。
　大気汚染の観測は数か所だけであり、正確性は不明です。
　更に、観測装置に捕捉しきれていない浮遊物質もあるかもしれません。

　ちなみに、肺がんとラドンの関連が取りざたされますが、青森県の屋外ラドンは長野県より低い

です[44]。

●──土壌の質──

　東北地方の土壌は、もともとセシウム137が他地域に比べて高濃度であり、そこから採れる玄麦、玄米・白米のセシウム137濃度も高いです[45]。セシウム137はもともと自然界には存在しなかったものであり、東北地方でのセシウム137の放射線量は、ホルミシス効果以上なのかもしれません。

■青森県と高血圧

　青森県の降圧剤内服割合は、どの程度でしょうか。

青森県　高血圧症の治療に係る薬剤を服用している者の数の割合

		割合	順位
メタボリックシンドローム該当者	男性	23%	11位
	女性	18%	11位
メタボリックシンドローム予備群者	男性	28%	2位
	女性	37%	1位
メタボリックシンドローム非該当者	男性	13%	1位
	女性	12%	1位
全　　体	男性	17%	3位
	女性	14%	2位

平成26年度の特定健康診査のデータによると、青森県民は総じて降圧剤の服用が多いようです[46]。

　既に降圧剤が処方されていると、特定健診が推奨されないため、必然的に前述の国民健康・栄養調査の割合よりは低くなります。

　メタボリックシンドローム（以下メタボ）該当者では、男女ともに全国で11番目に降圧剤内服割合が多いです。

　メタボ予備軍では、男性が２番目に多く、女性が一番多いです。

　メタボ非該当者では、男女ともに一番多いです。

　メタボ該当者の診断基準は、腹囲が基準より長く、かつ血糖・血圧・脂質のうちふたつ以上が基準値を外れている場合です。

　メタボ予備軍は、腹囲の判断基準は同じですが、血糖・血圧・脂質のうちひとつ外れた場合に診断されます。

　おおよそ体重が増加する、すなわち腹囲が長く

なるに従い血圧も上昇しますので、メタボ該当者は血圧が高くなります。

　青森県民は該当者・予備軍・非該当者になるに従い、降圧剤服用割合の全国順位が上がっています。
　これはつまり、青森県民が特に体重が増加していないにもかかわらず、血圧が高いことを示唆しています。

　血圧が高くないのに降圧剤を服用するとは考えづらいため、青森県民は血圧が高い要因がありそうです。

　夏と冬では、冬の方が血圧が高いのは経験上確かです。
　青森県は年平均気温が全国で3番目に低いため、高血圧の主要因は気温と考えられます。

　糖質の過剰摂取によっても血圧は上昇します。
　青森県民は血糖値が上昇しやすい食生活のため、血圧の変動も激しく、同時に動脈硬化も助長するため、なおさら血圧は上昇します。

実際の血圧はどうでしょうか。

青森県　収縮期血圧〔mmHg〕

		割合	順位
120未満	男性	34%	8位
	女性	45%	15位
140以上	男性	20%	16位
	女性	15%	11位
160以上	男性	4%	16位
	女性	2%	7位

　青森県民は総じて血圧が低いようです[*47]。

　収縮期血圧120未満が全国で男性が8番目に多く、女性は15番目に多いです。

　一般的な軽度高血圧である140以上は、男性が16番目に少なく、女性が11番目に少ないです。

　中程度高血圧である160以上は、男性が16番目に少なく、女性が7番目に少ないです。

　これは、降圧剤の効果によるものと考えられます。

　日本で最も降圧剤を飲んでいる我々青森県民に、どのような恩恵があるのでしょうか。

寒いときは血管を収縮させ、熱が逃げないようにします。そのため末梢血管の抵抗が上がり、より圧をかけないと血液が全身に回らなくなります。

　つまり、寒いときに血圧が上がるのは身体にとって必要なことなのです。

　動脈硬化による血圧上昇も同じ理屈です。動脈硬化による血管抵抗に打ち勝つために血圧を上げなくてなりません。

　このような場合に、降圧剤を飲むとどうなるでしょうか。

　必要な血液が全身に行き渡らなくなります。

　全身の細胞、組織は血液から栄養を補っているため、血流が絶たれると全身に影響を与えます。

　免疫細胞が傷害されると、正常な免疫応答ができなくなります。

　炎症の助長や、がん細胞への抵抗力低下を引き起こします。

脳はこれひとつで、血流量の15%を要します。

　脳の血流量が低下すると、認知症や脳梗塞になります。

　降圧剤で健康になることは証明されていません。

　我々青森県民は、降圧剤から卒業しなければならないのです。

　他の薬剤も同様です。症状がないときは基本的に慢性期疾患ですので、薬は何も飲む必要がありません。

注

- *1 厚生労働省：『健康意識に関する調査』
  http://www.mhlw.go.jp/stf/houdou/0000052548.html
- *2 厚生労働省：『第22回生命表(完全生命表)の概況』
  http://www.mhlw.go.jp/toukei/saikin/hw/life/22th/
  index.html
- *3 厚生労働科学研究：『健康寿命の指標化に関する研究 健康日本21(第二次)等の健康寿命の検討』
  http://toukei.umin.jp/kenkoujyumyou/
- *4 厚生労働省：『平成22年　都道府県別年齢調整死亡率』
  https://www.e-stat.go.jp/SG1/estat/GL08020103.do?_
  toGL08020103_&listID=000001101037&requestSend
  er=search
- *5 厚生労働省：『疾病、傷害及び死因の統計分類』
  http://www.mhlw.go.jp/toukei/sippei/
- *6 厚生労働省　2010年人口動態調査：『死亡数、性・死因(死因簡単分類)・都道府県(20大都市再掲)別』
  https://www.e-stat.go.jp/SG1/estat/GL08020103.do?_
  toGL08020103_&listID=000001101825&disp=Other
  &requestSender=dsearch
- *7 『2015年　がん診療連携拠点病院等院内がん登録全国集計』
  http://ganjoho.jp/reg_stat/statistics/brochure/hosp_c_
  registry.html
- *8 2010年　国民健康基礎調査：『世帯人員数(20歳以上),健診等の受診の有－受診機会（複数回答）－無・性・年齢（5歳階級）・都道府県－20大都市（再掲）別』,『世帯人員数(20歳以上),がん検診受診状況（複数回答）・性・年齢（5歳階級）・都道府県－20大都

市（再掲）別』
http://www.e-stat.go.jp/SG1/estat/List.do?lid=000001083970#TOP

*9 国立がん研究センター：『全国がん罹患モニタリング集計　2012年罹患数・率報告（平成28年3月）』
http://ganjoho.jp/reg_stat/statistics/brochure/monitoring.html

*10 参考『なぜ、「これ」は健康にいいのか？　小林弘幸著　サンマーク出版』

*11 『品目別都道府県庁所在市及び政令指定都市ランキング（平成26年（2014年）～28年（2016年）平均）』
http://www.stat.go.jp/data/kakei/5.htm
項目それぞれに一世帯当たりの品目別年間支出金額及び購入数量（二人以上の世帯）が算出されています。

*12 総務省統計局：『都道府県、世帯人員別一般世帯数と世帯の種類別世帯人員』　http://www.stat.go.jp/data/nihon/02.htm

*13 参考『日本の長寿村・短命村―緑黄野菜・海藻・大豆の食習慣が決める　近藤正二　著　サンロード出版』

*14 平成22年国民生活基礎調査：『世帯人員数(12歳以上)、悩みやストレスの有－悩みやストレスの原因(複数回答)－無・都道府県－20大都市(再掲)・性・年齢(10歳階級)別』
http://www.e-stat.go.jp/SG1/estat/List.do?lid=000001083970

*15 参考『Dr.苫米地の脱洗脳禁煙術　苫米地英人　著　コグニティブリサーチラボ株式会社』

*16 『Associations between cigarette smoking, pipe/cigar

smoking, and smoking cessation, and haemostatic and inflammatory markers for cardiovascular disease. Wannamethee SG etc. Eur Heart J. 2005 Sep;26(17):1765-73. Epub 2005 Apr 7. 』

*17 参考『健康診断・人間ドックが病気をつくる　中原英臣　矢島新子　著　ごま書房』

*18 『検査値と病気間違いだらけの診断基準　大櫛陽一　著　太田出版』

*19 参考『「薬のやめ方」事典　病気の起こり方、治し方　浜六郎　著　三五館出版』

*20 http://www.jpnsh.jp/guideline.html

*21 平成 27 年国民健康・栄養調査：『血圧を下げる薬を使用している者の割合の年次推移 (20 歳以上、性・年齢階級別)』

*22 参考『酸化ストレスと健康　江口裕伸他　生物試料分析　Vol.32, No4(2009)』、『糖尿病と酸化ストレス　山岸昌一　編集　メディカルビュー社』

*23 参考『慢性高グルコース環境がアストログリアのグルコース依存性 ROS 消去反応に及ぼす影響　伊澤良兼 他　脳循環代謝　22:35-39, 2011』

*24 厚生労働省：『2010 年度推計 生涯医療費　男女計』
http://www.mhlw.go.jp/bunya/iryouhoken/database/zenpan/syogai.html

*25 Body Mass Index：体重（kg）を身長 (m) で二回除することにより算出されます。日本肥満学会に因れば、18.5 未満をやせ型、25 以上を肥満としています。

*26 『Medical care expenditure associated with body mass index in Japan: the Ohsaki Study. Kuriyama S etc. Int J Obes Relat Metab Disord. 2002 Aug;26(8):1069-74.』

*27 『新健康増進取組研究会：平成26年度健康寿命延伸産業創出推進事業 保健指導事業への投資を拡大させる標準効果指標基盤の整備事業 調査報告書』

*28 『アンケート調査による日本人糖尿病の死因：1991-2000年の10年間, 18,385名での検討 堀田饒 他 Journal of the Japan Diabetes Society 50(1), 47-61, 2007』

*29 『Daily profile of plasma %CoQ10 level, a biomarker of oxidative stress, in patients with diabetes manifesting postprandial hyperglycaemia. Hasegawa G etc. Acta Diabetol. 2005 Dec;42(4):179-81.』

*30 グルコースと比較した際の、血糖上昇の相対評価値。

*31 『Metabolic characteristics of keto-adapted ultra-endurance runners. Volek JS etc. Metabolism. 2016 Mar;65(3):100-10. doi: 10.1016/j.metabol.2015.10.028. Epub 2015 Nov 2.』

*32 『Liquid chromatographic determination of folate monoglutamates in fish, meat, egg, and dairy products consumed in Finland. Vahteristo LT etc. J AOAC Int. 1997 Mar-Apr;80(2):373-8.』

*33 参考『評価経済社会 ぼくらは世界の変わり目に立ち会っている 岡田斗司夫 ダイヤモンド社』

*34 『Low-carbohydrate diets and cardiovascular and total mortality in Japanese: a 29-year follow-up of NIPPON DATA80. Nakamura Y etc. Br J Nutr. 2014 Sep 28;112(6):916-24. doi: 10.1017/S0007114514001627.』

*35 『Nutrition Recommendations and Interventions for Diabetes. Diabetes Care 2008 Jan; 31(Supplement 1): S61-S78.』

http://care.diabetesjournals.org/content/31/
Supplement_1/S61.full

*36 『Dietary reference intakes for energy, carbohydrate,
fiber, fat, fatty acids, cholesterol, protein and amino
acids.　Trumbo P etc.　J Am Diet Assoc. 2002
Nov;102(11):1621-30.』

*37 『Nutritional Perspective of Ketogenic Diet in Cancer:
A Narrative Review. Oliveira CL etc. J Acad Nutr
Diet. 2017 Mar 30. pii: S2212-2672(17)30115-6. doi:
10.1016/j.jand.2017.02.003.』

*38 参考『PEG 症例の経腸栄養投与熱量測定における間
接熱量測定の有用性について　栗原美香　他　静脈
経腸栄養　Vol.22 No3 2007』、『日本人寝たきり高齢
者の体重制御に適した供給エネルギー量測定に関す
る調査研究　三原法子　他　平成 24 年大和証券研
究業績』

*39 東京大学空間情報科学研究センター CSIS Discussion
Paper #68
『日本における居住地の分布と地形との関係ー GIS
を利用した市区町村単位の検討ー』
http://www.csis.u-tokyo.ac.jp/dp/dp68/

*40 『平成 20 ～ 24 年　人口動態保健所・市区町村別統
計』
http://www.e-stat.go.jp/SG1/estat/GL08020103.do?_
toGL08020103_&tclassID=000001052136&cycleCod
e=0&requestSender=search

*41 『Lung cancer incidence decreases with elevation:
evidence for oxygen as an inhaled carcinogen.
Simeonov KP etc. PeerJ. 2015 Jan 13;3:e705. doi:
10.7717/peerj.705. eCollection 2015.』

*42 参考『第39回環境放射能調査研究　生活環境における宇宙放射線の空間分布と時間変動に関する調査研究　放射線医学総会研究所』
http://www.kankyo-hoshano.go.jp/08/ers_lib/ers_abs39.pdf

*43 参考『青森県環境保全科　大気汚染常時監視測定結果』、『環境省　大気汚染状況について　一般環境大気測定局、自動車排出ガス測定局の測定結果報告』

*44 参考『屋外ラドン濃度の全国調査　財団法人　日本分析センター』

*45 参考『土壌及び米麦子実の放射線調査　農業環境技術研究所(平成8年度)』

*46 厚生労働省：『平成26年度　特定健康診査受診者数等の性・年齢階級・保険者種別ごとの分布(全国及び都道府県別一覧)』
http://www.mhlw.go.jp/bunya/shakaihosho/iryouseido01/info02a-2.html

*47 厚生労働省：『特定健康診査・特定保健指導の実施結果に関するデータ　平成22年度』
http://www.mhlw.go.jp/bunya/shakaihosho/iryouseido01/info02a-2.html

著者略歴

青森県弘前市生まれ。
短命県の代表である青森県・岩手県・
秋田県にて、内科医として従事。
日々の診療の中で、「健康」の必要性
を強く感じ、本書を刊行。
平成30年３月より弘前市にて「たむら
内科クリニック」を開業。

青森短命県脱出計画

2018年1月19日　第一刷発行

著　　者　田村　　亨

販　　売　有限会社 北方新社
　　　　　〒036-8173 青森県弘前市富田町52
　　　　　電話　0172－32－7471
　　　　　FAX　0172－32－4251

印刷・製本　有限会社 小野印刷所

ISBN978-4-89297-244-7